Dietmar Schlembach, Ekkehard Schleußner, Holger Stepan

Klinische Geburtsmedizin

Dietmar Schlembach, Ekkehard Schleußner,
Holger Stepan

Klinische Geburtsmedizin

Ein Praxishandbuch für Kreißsaal und Station

DE GRUYTER

Autoren
PD Dr. med. Dietmar Schlembach
Chefarzt Klinik für Geburtsmedizin
Leiter MVZ Pränataldiagnostik
Perinatalzentrum Level I
Vivantes Klinikum Neukölln
Rudower Straße 48
12351 Berlin
E-Mail: Dietmar.Schlembach@vivantes.de

Professor Dr. med. Ekkehard Schleußner
Direktor der Klinik für Frauenheilkunde und Geburtshilfe
Abteilung Allgemeine Geburtshilfe
Universitätsklinikum Jena
Am Klinikum 1
07747 Jena
E-Mail:
Ekkehard.Schleussner@med.uni-jena.de

Professor Dr. med. Holger Stepan
Leiter der Abteilung für Geburtsmedizin
Universitätsklinikum Leipzig
Liebigstraße 20a
04103 Leipzig
E-Mail: Holger.Stepan@medizin.uni-leipzig.de

ISBN 978-3-11-048648-3
e-ISBN (PDF) 978-3-11-048884-5
e-ISBN (EPUB) 978-3-11-048785-5

Library of Congress Cataloging-in-Publication Data
A CIP catalog record for this book has been applied for at the Library of Congress.

Bibliografische Information der Deutschen Nationalbibliothek
Die Deutsche Nationalbibliothek verzeichnet diese Publikation in der Deutschen Nationalbibliografie; detaillierte bibliografische Daten sind im Internet über http://dnb.dnb.de abrufbar.

Umschlaggestaltung: photobac/iStock/Thinkstock
Satz: le-tex publishing services GmbH, Leipzig
Druck und Bindung: CPI books GmbH, Leck
♾ Gedruckt auf säurefreiem Papier
Printed in Germany

MIX
Papier aus verantwortungsvollen Quellen
FSC www.fsc.org FSC® C083411

www.degruyter.com

Vorwort

Liebe Kolleginnen und Kollegen,

warum noch ein Buch? Gibt es nicht schon genügend kurze und lange, bunte und textlastige Bücher zu diesem Thema? Und überhaupt: Wer schaut denn heutzutage überhaupt noch in ein Buch – das steht doch alles im Netz...

Diese Fragen haben wir uns als Autoren gestellt, als wir die Idee für dieses Praxishandbuch für den Kreißsaal und die geburtsmedizinische Station begannen umzusetzen. Und unsere Antwort liegt jetzt vor Ihnen – ein Leitfaden für tägliche Entscheidungssituationen auf dem Kreißsaal und der Station, zusammengestellt aus der täglichen Praxis in unseren Kliniken zum Nutzen für ihre praktische Arbeit.

Dieses Buches wurde auf der Basis der Behandlungsstandards in unseren Kliniken entwickelt, die im Rahmen des Qualitätsmanagements und der Zertifizierung der Perinatalzentren entwickelt wurden. Diese Standards bereiten die Empfehlungen der aktuellen Leitlinien, gesetzliche Vorgaben, neueste wissenschaftliche Studienergebnisse und langjährigen praktische Erfahrungswerte für ein einheitliches, abgestimmtes Behandlungsregime in der täglichen Routine auf. Sie dienen so als Richtlinie und „Entscheidungskorridor" für den Alltag auf Station und Kreißsaal wie auch der Einarbeitung junger Kollegen. Natürlich gibt es zwischen den Richtlinien der drei beteiligten großen geburtshilflichen Kliniken unterschiedliche Akzentuierungen und Vorgehensweisen, die sich aus den lokalen Gegebenheiten ergeben. Diese waren jedoch überraschend gering und nie gegensätzlich. In intensiven Diskussionen haben wir für jeden einzelnen Abschnitt unseres Manuals einen Konsens zu dem angeführten Vorgehen erreicht – und nebenbei dabei auch viel voneinander gelernt.

Und das wünschen wir auch Ihnen: Lernen Sie von unseren Erfahrungen! Nutzen Sie die auf der Basis gesicherten Wissens, wissenschaftlicher Erkenntnisse und klinischem Sachverstand entwickelten Diagnose- und Behandlungsstrategien für Ihre Arbeit – als Handbuch zum Nachschlagen auf ihrem Schreibtisch ebenso wie zur Vorbereitung für ihren Einsatz im Kreißsaal.

Wir danken all unseren Mitarbeitern, besonders Tanja Groten.

Die Autoren

Inhalt

Abkürzungsverzeichnis

Abkürzung	Bedeutung
AABR	Hirnstammaudiometrie
ACE	angiotensinogen converting enzyme
ACM	Arteria cerebri media
ATS	Anti-Thrombosestrümpfe
BB	Blutbild
BEL	Beckenendlage
BMI	Body-Mass-Index
BS	Blasensprung
BZ	Blutzucker
CFTR	Cystic Fibrosis Transmembrane Conductance Regulator
CPAP	continuous positive airway pressure
CPR	kardiopulmonale Reanimation oder zerebroplazentare Ratio
CRP	C-reaktives Protein
CSE	kombinierte Spinal- und Epiduralanästhesie
CTG	Kardiotokografie
DIC	disseminierte intravasale Koagulopathie
DIG	disseminierte intravasale Gerinnung
ED	Effektivdosis
EE-Zeit	Entschluss-Entwicklungs-Zeit
EK	Erythrozytenkonzentrate
FFP	fresh frozen plasma
FHF	Fetale Herzfrequenz
FIGO	International Federation of Gynecology and Obstetrics
GBS	*Streptococcus agalactiae*, B-Streptokokken
GDM	Gestationsdiabetes
GenDG	Gendiagnostikgesetz
Hb	Hämoglobin
HWI	Harnwegsinfekt
ICT	intensivierte Insulintherapie
IE	Internationale Einheit
IRT	immunreaktives Trypsin
IUFT	intrauteriner Fruchttod
IUGR	intrauterine Wachstumsrestriktion
KE	Kohlenhydrateinheit
LMWH	Low Molecular Weight Heparin
MEOWS	modified early obstetric warning score
MM	Muttermund

MODY	Maturity Onset Diabetes of the Young
oGTT	Glukosetoleranztest
OHSS	ovarielles Überstimulationssyndrom
OP	Operation
PAP	pankreatitisassoziiertes Protein
PDA	Periduralanästhesie
PPH	postpartale Hämorrhagie
SIH	schwangerschaftsinduzierte Hypertonie
SLE	systemischer Lupus erythematodes
SOP	standard operating procedure
SOS	sepsis in obstetrics score
SSW	Schwangerschaftswoche
STV	Kurzzeitvariabilität, short-term variation
TEOAE	transitorisch evozierte otoakustische Emissionen
VET	voraussichtlicher Entbindungstermin
VTE	venöse Thromboembolie
voHHL	vordere Hinterhauptslage

1 Aufgaben des Kreißsaalarztes

1.1 Grundregeln

– Die geburtshilfliche Betreuung ist ärztlich geleitet, jegliche medizinische Interventionen obliegen ärztlicher Verantwortung und damit Anordnung und sollten in enger Absprache zwischen Arzt und Hebamme getroffen werden. Bei Anwesenheit von Frauen unter der Geburt besteht Präsenzpflicht.
– Die betreuende Hebamme stellt für die Kreißende im Regelfall die erste Kontaktperson und wichtigste Bezugsperson des Kreißsaalpersonals dar. Der Hebamme obliegt die Sicherstellung einer richtliniengetreuen fetomaternalen Überwachung in entsprechender Häufigkeit (Vitalwerte) und Qualität (CTG [Kardiotokografie]-Aufzeichnung).
– Vaginale Untersuchungen der Kreißenden durch den Arzt werden nur zusammen oder in Absprache mit der zuständigen Hebamme durchgeführt.
– Die Austreibungsphase der normalen Spontangeburt aus vorderer Hinterhauptslage (voHHL) wird im Regelfall durch die betreuende Hebamme geleitet (Anleitung, Dammschutz).
– Steht tagsüber mehr als ein Dienstarzt im Kreißsaal zur Verfügung, so wird die Patientin einem Arzt zugeordnet. Dieser ist von der Hebamme über die Patientin und den Geburtsverlauf zu informieren und dient ihr als Ansprechpartner. Der für die Patientin zuständige Arzt ist für die vollständige Informationsweitergabe an den dienstübernehmenden Kollegen oder/und den hinzukommenden Fach/Oberarzt zuständig und verantwortlich.
– Wird der Oberarzt/Facharzt bei regelwidrigem Verlauf hinzugezogen, muss er von dem betreuenden Kreißsaalarzt oder der Hebamme bei Eintreffen im Kreißsaal eine Kurzinformation über die Gebärende bekommen (Para, MM-Befund, Risikokonstellation, CTG, Grund des Hinzuziehens).

1.2 Aufgabenkatalog des Kreißsaalarztes bei der Betreuung von Gebärenden

1.2.1 Aufnahme und Aufklärung der Kreißenden

– *Anamneseerhebung:* Die Anamneseerhebung erfolgt unter besonderer Beachtung von bereits pränataldiagnostisch im Perinatalzentrum betreuter Patientinnen mit erwarteten perinatalen Komplikationen aufgrund fetaler Fehlbildungen oder maternaler Erkrankungen. Bei diesen Patientinnen ist das schriftliche Dokument des perinatologischen Konsils oder die Festlegung zur Geburtsplanung zur Kenntnis zu nehmen und die dort festgelegten Maßnahmen in die Wege zu leiten. Bei je-

DOI 10.1515/9783110488845-001

der Patientin, bei der ein perinatologisches Konsil durchgeführt wurde, ist dies im Kreißsaal aufzubewahren.

- *Screening auf multiresistente Keime bei allen Zuverlegungen aus anderen Krankenhäusern:* Abstrichentnahme (Mund-Rachen-Raum, gegebenenfalls auch Genitalbereich) bei allen zuverlegten Schwangeren, unmittelbar nach Aufnahme in die Abteilung.
- *Aufklärung:*
  - *Umfang der Aufklärung:* richtet sich nach den allgemeinen Richtlinien (Vordruck: Aufklärung über geburtshilfliche Maßnahmen) zur ärztlichen Aufklärung, angepasst an die Geburtssituation (Wehen, Phase der Geburt)
  - *Aufklärungsinhalte:* Ablauf der normalen Geburt, Besonderheiten aufgrund der geburtshilflichen Anamnese, Möglichkeiten der Schmerztherapie einschließlich Periduralanästhesie (PDA) – Grundaufklärung, geburtshilfliche Überwachung, Risiko von Geburtsverletzungen, einschließlich höhergradiger Verletzungen, Wahrscheinlichkeit und Prinzip geburtshilflicher Operationen, einschließlich der Sectio, Nutzen-Risiko-Abwägung der Neugeborenenprophylaxen.

1.2.2 Ultraschall

- Der Einsatz der Ultraschalldiagnostik erfolgt indikationsgerecht und unter Berücksichtigung der methodischen Grenzen. Tätigkeiten höherer Priorität dürfen dadurch nicht verzögert werden.
- *Indikationsliste bei Aufnahme zur Geburt (Kindslage, Plazentasitz, Fruchtwasser, Biometrie, Flow, auch uterine Arterien immer):* letzte Biometrie vor mehr als zwei Wochen, Mehrlinge, klinischer Verdacht auf Makrosomie, intrauterine Wachstumsrestriktion (IUGR) oder regelwidrige Lage/Stellung/Einstellung, Frühgeburtsbestrebungen; geplante Wassergeburt.
- *Einsatz sub partu:*
  - Stellung, Einstellung: regelwidriger Geburtsverlauf, gegebenenfalls vor vaginal-operativen Eingriffen;
  - Plazentasitz: Blutungen;
  - Herzlokalisation: zweifelhafte CTG-Ableitungsqualität/Bestätigung einer anhaltenden fetalen Bradykardie;
- Postpartum: Cavumkontrolle und Beurteilung der Sectionaht bei Zustand nach Sectio (Einstellung von Zervix und Muttermund [MM] sonografisch vom Abdomen aus). Dokumentation mit Ultraschallbild in der Akte.

1.2.3 Betreuung *sub partu*

- Beurteilung des Aufnahme – CTG nach FIGO;
- regelmäßige Beurteilung von CTG und Geburtsverlauf;
- Legen von Infusionen bzw. Venülen im Bedarfsfall;
- Legen der Episiotomie bei entsprechender Indikation und Naht derselben nach Geburt;
- Atonieprophylaxe (Oxytocin) unter der Geburt entsprechend der Richtlinie zur Prophylaxe der postpartalen Blutung (Abschnitt 3.17);
- Beurteilung der Vollständigkeit der Plazenta und der Eihäute;
- Erstversorgung des beeinträchtigten Neugeborenen;
- Messen des Säure-/Basenstatus aus Nabelarterie und -vene;
- Naht von Geburtsverletzungen (siehe unten bezüglich Anwesenheitspflicht Facharzt);
- U1 (Untersuchung des Neugeborenen) einschließlich Dokumentation (U-Heft).

1.3 Information des Oberarztes/Facharztes

- *immer bei stationärer Aufnahme von schwangeren Patientinnen, die nicht mit Geburtsbeginn kommen;*
- *immer vor ambulanter Entlassung einer schwangeren Patientin, die sich notfallmäßig vorstellt;*
- *bei Aufnahme von zur Entbindung anstehenden Frauen bei*
  - regelwidrigen Kindslagen und Mehrlingen
  - pathologischem CTG
  - schwerwiegenden Erkrankungen der Mutter
  - kindlichen Fehlbildungen
  - Frühgeburt (< 37+0 SSW)
  - fetalen Wachstumsanomalien
  - stärkeren Blutungen
  - Verlegung aus anderer geburtshilflicher Einrichtung (andere Klinik, außerklinische Geburt)
- *unter der Geburt bei*
  - mangelndem Geburtsfortschritt bzw. Geburtsstillstand (MM-Eröffnung < 1 cm/h)
  - regelwidrige Kopfeinstellung
  - pathologischem CTG
  - Mikroblutentnahme
  - stärkeren Blutungen
  - zur Indikationsstellung für operative Eingriffe

- Plazentaretention (> 30 min, siehe auch Richtlinie zur Vermeidung schwerer postpartaler Blutungen)
- nicht sicher vollständige Plazenta
- Zervixrevision
- Dammriss Grad III und IV, Zervixriss

2 Schwangerschaft

2.1 Dokumente bei Aufnahme in der Schwangerschaft

Beim Erstkontakt der Patientin mit der Klinik erfolgt die Anlage der Patientenakte. Diese sollte folgende Informationen enthalten (Mindeststandards der Dokumentation).

- *Datum Uhrzeit, Name des dokumentierenden Arztes;*
- Vitalparameter der Patientin;
- Ergebnisse der durchgeführten Diagnostik (Sonografie, CTG-Beurteilung [Abbildung 2.1], Diagnose);
- Detaillierter Behandlungsplan, insbesondere unter Beachtung eines gegebenenfalls vorhandenen perinatologischen Konsils oder einer Geburtsplanung.

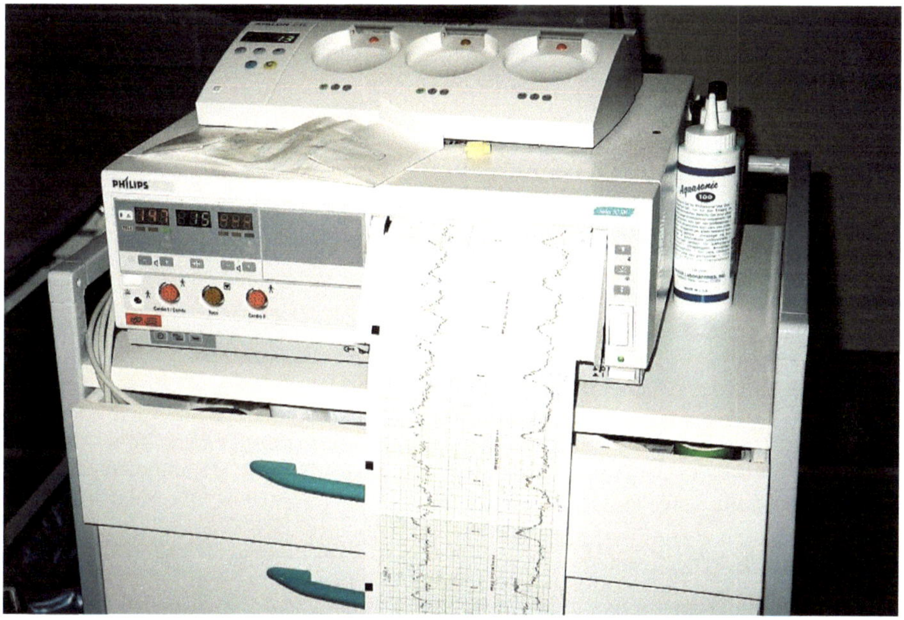

Abb. 2.1: CTG schreiben.

DOI 10.1515/9783110488845-002

2.2 Drohende Frühgeburt vor Vollendung der 34. SSW ohne Blasensprung

2.2.1 Definition

22+0 bis 34+0 SSW und zervixwirksame vorzeitige Wehentätigkeit und sonografische Verkürzung der funktionellen Zervixlänge (< 2,5 cm oder relevante Verkürzung unter Wehen, nachgewiesene Progression der Verkürzung) (Abbildung 2.2)

Eine Frühgeburt droht auch bei

- Teileröffnung des MM/Fruchtblasenprolaps
- *oder* vorzeitiger Blasensprung (Spezifika der Therapie: Abschnitt 2.4)
- *oder* vaginale Blutung

Verlegung in ein Perinatalzentrum der entsprechenden Versorgungstufe:
Versorgungsstufe I: Perinatalzentrum Level 1
Versorgungsstufe II: Perinatalzentrum Level 2
Versorgungsstufe III: perinataler Schwerpunkt
Versorgungsstufe IV: Geburtsklinik

2.2.2 Diagnostik

- CTG (mind. 30 min);
- vaginale pH-Wert-Bestimmung;
- vaginale Untersuchung durch Spiegeleinstellung mit Zervixbeurteilung und Zervixabstrich;
- Vaginalsonografie zur Zervixlängenmessung (funktionelle Länge, Trichterbildung, dynamische Verkürzung);
- geburtshilflicher Ultraschall (Lage, Plazentabeurteilung, Fruchtwassermenge, Biometrie inklusive Flow);
- Labordiagnostik: Aufnahmelabor inklusive CRP, Urinstatus, gegebenenfalls plasmatische Gerinnung;
- *Durchführung Screening auf MRSA/ESBL bei Verlegung aus auswärtigem Krankenhaus oder bei drohender Frühgeburt (bei Indikation zur Lungenreifeinduktion immer Abstrichentnahme) entsprechend RKI-Empfehlung;*
- *gegebenenfalls biochemische Tests (Partusure®).*

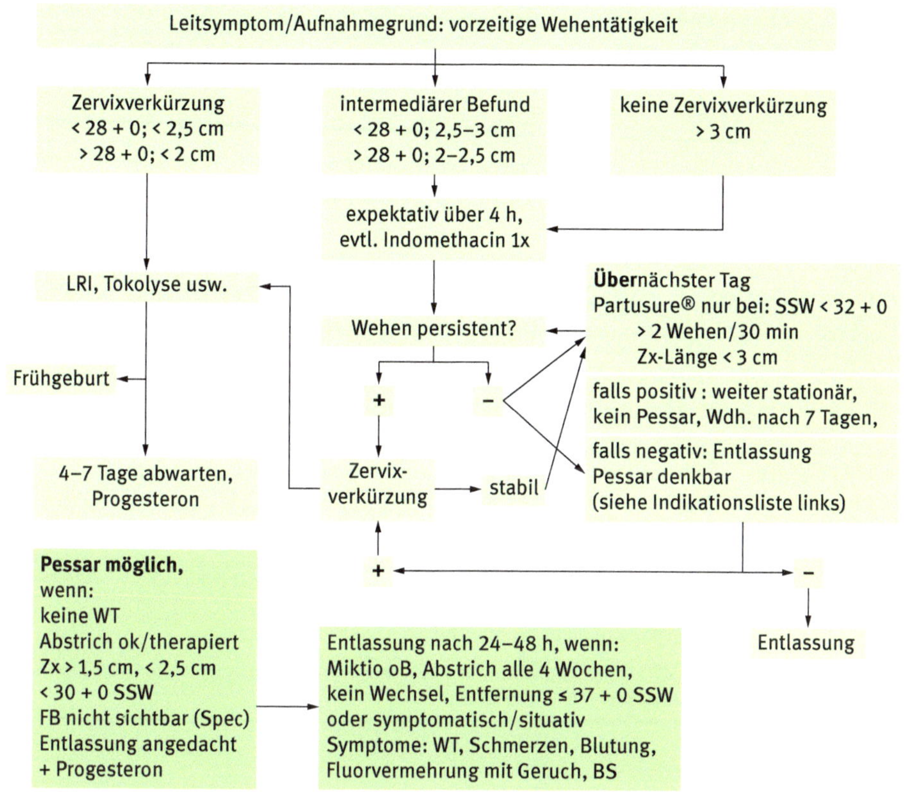

Abb. 2.2: Vorgehen bei drohender Frühgeburt.

2.2.3 Therapien und Management der (drohenden) Frühgeburt

2.2.3.1 Lungenreifeinduktion

Differenzialindikation:

- Einsatz primär ab 24+0 bis 33+6 SSW bei drohender Frühgeburt oder angenommener Entbindungsnotwendigkeit im Laufe der kommenden 48–72 h;
- 22+0 bis 24+0 SSW Lungenreifeinduktion anbieten (in Übereinstimmung mit dem Willen der Eltern);
- keine routinemäßige Wiederholung,
- gegebenenfalls einmalige Wiederholung < 32+0 SSW im Falle erneuter Frühgeburtsbestrebungen, wenn erste Gabe < 24+0 SSW und Abstand > 14 d;

Regime: 2 × 12 mg Betamethason (Celestan®) intramuskulär im Abstand von 24 h alternativ 4 × 6 mg Dexamethason im Abstand 12 h, falls kein Betamethason verfügbar ist.

2.2.3.2 Wehenhemmung nur bei zervixwirksamer Wehentätigkeit

Grundprinzipien: ohne objektivierbare, zervixwirksame Wehentätigkeit keine Tokolyse;
Primäres Ziel: Verlängerung der Schwangerschaft um 48 h, zügiges Ausschleichen der Tokolyse bei Wehenfreiheit;
Ausnahme: Dauertokolyse bei Plazenta praevia mit Announcierblutung.

Medikamente mit nachgewiesener Wirksamkeit (alphabetische Reihung)
Atosiban (Tractocile®) nach Dosierschema (7,5 mg/ml, Ampullen zu 5 ml)
Bei bestehender Indikation zur Tokolyse keine Kontraindikationen.

Tab. 2.1: Therapieregime Atosiban – nach Packungsbeilage.

Initial Bolusgabe	1 ml aus der 5 ml Ampulle Atosiban entnehmen → auf 10 ml verdünnen Aus 250 ml NaCl 0,9 10 ml entnehmen und nachfolgend Injektion von 9 ml Atosiban
1–3 h	18 mg/h = *66 ml/h*
Nach 3 h	6 mg/h = *22 ml/h* bis Wehenfreiheit oder max. bis 48 h nach Therapiebeginn
Ab 2. Infusion	Aus 250 ml NaCl 0,9 10 ml entnehmen und nachfolgend Injektion von 2 Ampullen Atosiban (10 ml) *20 ml/h*

Überwachung: regelmäßige CTG-Kontrolle.
Absetzen der Atosibaninfusion nach maximal 48 h.

Bolustokolyse mit Fenoterol (Partusisten®) nach Dosierschema.
Nebenwirkung: Tachykardie, Flush-Symptomatik, Tremor.

Cave: Selten Lungenödem in Kombination mit Celestan.

Begleitmedikation: Metoprolol (Beloc-Zok mite®) mit zweimal einer Tablette.
Dosierschema:
Perfusor (50 ml Spritze): zwei Ampullen Fenoterol 0,5 mg/10 ml, 29 ml NaCl, 1 ml Heparin (Liquemin®) 5000 IE, entsprechend 20 µg Fenoterol/ml.
Initialdosis: 4 µg/3 min (entspricht 4 ml/h), Dosishalbierung in Drei- bis Sechs-Stunden-Schritten bei Wehenfreiheit
EKG vor Infusionsbeginn, Kontrolle des Kaliumspiegels.

Indomethacin (Indocin®) Initial 50–100 mg oral/rectal, anschließend 50 mg alle 6–8 Stunden. Möglichst nicht länger als 48 Stunden.
Nebenwirkung: Rückgang der fetalen Urinproduktion, Kontraktion des Ductus arteriosus (> 32. SSW).

Cave: Therapiedauer maximal 48 h, kein Einsatz > 32+0 SSW.

Nifedipin (Adalat®)
Dosierschema: Aufsättigung: 4 × 10 mg (Kapseln, *kein Retardpräparat*) per os alle 20 min, dann, nach weiteren 4 h 10 mg.
Bei Wehenfreiheit nach 4 h 10 mg, dann weiter alle 6 h. Bei fortbestehender Wehenfreiheit nach 24 h weiter mit 10 mg alle 8 h und nach 48 h absetzen. Die Tageshöchstdosis von 160 mg sollte in 24 h nicht überschritten werden.
Bei fortbestehender Wehentätigkeit Erhöhung der Dosis auf 20 mg und Beibehaltung des Vier-Stunden-Intervalls. Bei Wehenfreiheit Reduzierung der Dosis auf 10 mg alle 4 h und dann Verlängerung des Intervalls auf zunächst alle 6 h und dann alle 8 h.
Kontraindikation: linksventrikuläre Dysfunktion.
Nebenwirkung: Übelkeit, Flush, Kopfschmerz, Palpitation.

Glyceroltrinitrat (Nitroderm TTS®-Pflaster) 2/24 h und *Magnesium (Magnesiocard®)* (z. B. 3 × 2 Dragees); bei Wehenfreiheit schrittweise Reduktion, nach jeweils 12–24 h.
Nebenwirkungen: Kopfschmerz, Gliederschmerzen, Kreislaufsymptome/Schwindel.
Kontraindikation: Migräneanamnese, ausgeprägte Hypotonie.

2.2.3.3 Medikamentöse Tertiärprophylaxe nach erfolgreicher Hemmung der Wehentätigkeit

Nach erfolgreicher Wehenhemmung erhält die Patientin mit Frühgeburtsbestrebungen zur Tertiärprophylaxe Progesteron intravaginal:
Progesteron (Uterogest®) einmal zwei Kapseln jeweils abends bis zur vollendeten 35. SSW (35+0 SSW).

2.2.3.4 Infektionstherapie/-prophylaxe

Indikation zur Lokalbehandlung: vaginaler pH > 4,4, klinischer Verdacht auf Kolpitis.
Indikationen zu systemischer Antibiotikatherapie:
- *Klinik:* Fruchtblasenprolaps, vorzeitiger Blasensprung, mütterliche Infektionssymptome;
- *Labor:* Erhöhung des CRP, auffälliger Urinstatus, signifikante Bakteriurie (ab einer Keimzahl von 10^4); *Keimnachweis im Vaginalabstrich.*

Antibiotikaauswahl (bei vorzeitiger Wehentätigkeit ohne Blasensprung):
Mittel der Wahl (Stoffgruppen):
1. *bei HWI: Cefuroxim: 500 dreimal eine Tablette für fünf Tage;*
2. *bei Keimnachweis nach Antibiogramm;*

3. *bei bestehender Klinik (CRP-Erhöhung, Fieber, Fruchtblasenprolaps, MM-Eröffnung):*
   < 37 SSW Cefotaxim zweimal 2 g + Ampicillin dreimal 2 g intravenös (resistogrammgerechte Deeskalation);
   > 37 SSW Ampicillin initial 2 g, dann 1 g alle 4 h bis zur Geburt.
   Alternativen bei Penicillinallergie:
   Clindamycin 600 mg alle 8 h, geeignet bei B-Streptokokken-Nachweis, relativ schmales Spektrum.

2.3 Pessareinlage zur Tertiär- oder Sekundärprophylaxe bei Zervixinsuffizienz

Als konservative Therapieoption bei Zervixinsuffizienz ist auch eine Pessareinlage möglich. Bezüglich der Effektivität im Vergleich zur Progesterontherapie und/oder Cerclage ist die Studienlage noch nicht eindeutig, jedoch scheinen Risikopatientinnen bei richtiger Selektion zu profitieren. Das Legen eines Pessares bedarf einer Facharztindikation.

- *Voraussetzungen:*
  - Zervixlänge < 25 mm;
  - sicherer Ausschluss einer Infektion (Laborparameter negativ, Zervix formiert (Fruchtblase darf nicht zu sehen sein), Vaginalabstrich unauffällig oder ausreichend behandelt;
  - keine Wehentätigkeit ohne Tokolyse;
  - Ausschluss einer progredienten Zervixverkürzung.
- *Klinisch stabile Situation* (Vorgehen siehe Abbildung 2.3):
  - gynäkologische Untersuchung zum Ausschluss einer Zervizitis;
  - bei Zustand nach Behandlung wegen auffälligem Vaginalabstrich, Entnahme Kontrollabstrich;
  - Einlegen des Pessars mit dem Dom nach oben und damit dem Gewölbe in Richtung Introitus, Befeuchtung des Pessars zur besseren Lubrikation mit Östrogensalbe oder antibakteriellem Gel.
- *Kontrollen:*
  - Wasser lassen, gegebenenfalls Restharnkontrolle am nächsten Tag;
  - Anleitung zur Selbstkontrolle: Die Patientin soll sich vorstellen bei Ausflussveränderungen (Infektion) und Druckgefühl (Dislokation);
  - keine regelmäßigen pH-Messungen (die Patientin soll entlastet werden!);
  - Abstrichkontrolle beim niedergelassen Frauenarzt alle vier Wochen.

Entfernung des Pessars mit 37 SSW.

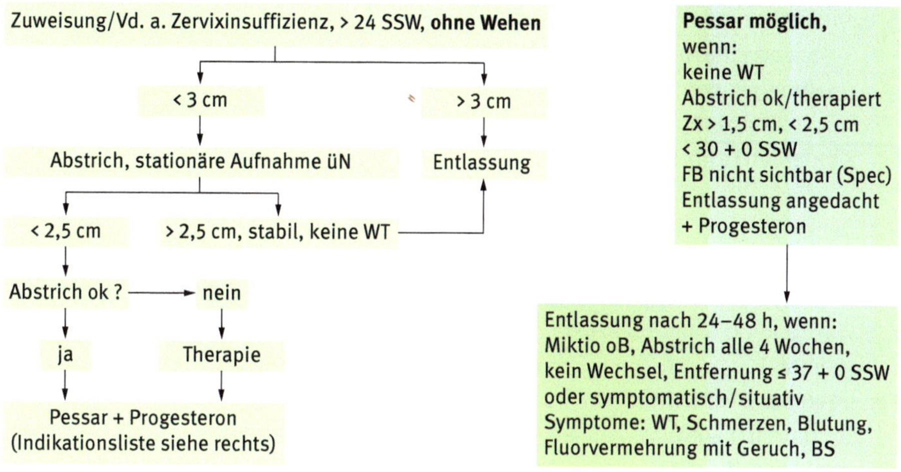

Abb. 2.3: Vorgehen bei Zervixinsuffizienz.

2.4 Vorzeitiger Blasensprung

2.4.1 Diagnostik

- CTG;
- vaginaler Befund;
- Zervixabstrich (Ausnahme: > 37+0 SSW und vorliegender Abstrich aus MP);
- bei klinisch fraglichem Blasensprung gegebenenfalls Amnisure®-Prom-Schnelltest und sonografische Kontrolle der Fruchtwassermenge (nur bei klinisch fraglichem Blasensprung);
- *< 34+0 SSW:* Diagnostik der drohenden Frühgeburt (siehe Abschnitt 2.2), Laborkontrolle (BB, CRP) initial, dann nach spätestens 12 h, weitere Intervalle befundabhängig 12–24 h (im weiteren Verlauf bis 48 h);
- *> 34+0 SSW:* BB, CRP (alle 12 h, initial nach 6 h) und Überwachung wie bei Einleitung/*sub partu*.

Durchführung *Screening auf MRSA/ESBL* bei Verlegung aus auswärtigem Krankenhaus oder bei drohender Frühgeburt (bei Indikation zur Lungenreifeinduktion auch Abstrichentnahme) entsprechend RKI-Empfehlung.

2.4.2 Weiteres Vorgehen in Abhängigkeit vom Schwangerschaftsalter

< 34 SSW: Prolongation anstreben
Voraussetzung: stabil unauffällige Entzündungsparameter, fehlende Klinik eines Amnioninfektionssyndroms und unter antibiotischer Abschirmung (siehe unten):

Spezifika:
- Systematische antibiotische Abschirmung von Anfang an, Lungenreifeinduktion unabhängig von Wehentätigkeit;
- Info an Kinderärzte über Aufnahme der Patientin, Kinderarztgespräch (Eltern mit Kinderarzt) anbieten und anraten.

Antibiose:
- *< 34+0 SSW:*
  sofortige Einleitung einer Antibiotikatherapie: allgemeiner 2 g intravenös (nach Abstrichentnahme; gegebenenfalls gezielte Umstellung nach Vorlage des Antibiogramms).
- *34+0 bis 37+0 SSW:*
  Entbindung sofort anstreben, Geburtseinleitung (Facharztindikation) bei fehlender Wehentätigkeit unmittelbar nach Aufnahmediagnostik anstreben, da Blasensprung häufig Ausdruck eines beginnenden Infektionsgeschehens ist.
- *Nach 37+0 SSW:*
  Bei unauffälliger Klinik und Labor exspektatives Vorgehen bis 12 h nach Blasensprung möglich, dann aktive Geburtseinleitung (Abschnitt 2.12).

2.5 Terminüberschreitung

2.5.1 Diagnostik ab Entbindungstermin

- *Überprüfung des Geburtstermins* (Frühultraschall im Mutterpass);
- *CTG:* im Regelfall alle zwei Tage, gegebenenfalls individuelle Festlegung des Intervalls.
- *Ultraschall:*
  - *Biometrie, Lage, Plazenta:* einmalig, falls nicht innerhalb der vergangenen zwei Wochen erfolgt;
  - *Doppler* A. umbilicalis (Cave: unauffälliger Befund ohne prädiktiven Wert!);
  - *Fruchtwassermenge* ab voraussichtlichem Geburtstermin (VET) alle drei Tage messen (AFI oder größtes Depot).

2.5.2 Indikationen zur Geburtseinleitung

Bei Erreichen/Überschreiten des Entbindungstermins:
- Oligohydramnion (single pocket < 2 × 2 cm, AFI < 5);
- CTG-Auffälligkeiten;
- insulinpflichtiger Diabetes (GDM, Typ I oder II), Wachstumsstillstand/IUGR, HES/PE;

- erhöhter PI umbilikaler Flow;
- Gestationsalter ≥ 41+0;
- ab 42+0 SSW schriftliche Risikoaufklärung gegebenenfalls mit Unterschrift bei Ablehnung.

Bei suspektem CTG vor Geburtsbeginn/IUGR/HES/ oder pathologischen umbilikalem Flow ist die reduzierte fetale Reserve zu beachten und eine engmaschige Überwachung indiziert.

Einleitung der Geburt siehe Abschnitt 2.12.

2.6 Schwangerschaftsinduzierte Hypertonie (SIH), Präeklampsie, HELLP-Syndrom

2.6.1 Indikationen zur stationären Aufnahme

- Blutdruck > 160 mmHg systolisch bzw. > 100 mmHg diastolisch;
- subjektive Symptome (Oberbauchbeschwerden, Kopfschmerz, Augensymptomatik, Übelkeit/Erbrechen);
- alle Patientinnen mit Präeklampsie (Hypertonie und Proteinurie > 300 mg/l);
- Gewichtszunahme von mehr als 2 kg pro Woche (exzessive Ödeme);
- intrauterine Retardierung;
- suspektes CTG pathologischer umbilikaler Flow.

2.6.2 Diagnostik bei Aufnahme

- *klinischer Status* (Vitalwerte, Gewicht, Ödeme, klinische Untersuchung incl. Reflexstatus gegebenenfalls vag. Befund);
- *CTG;*
- *Ultraschall:* Plazenta, Fruchtwasser, Lage, Biometrie, Doppler (uteroplazentar und fetal);
- *Labor: sogenanntes HELLP-Labor* (Blutbild, Elektrolyte, CRP, Protein, ALAT, ASAT, LDH, Kreatinin, Gerinnung, Fibrinogen, AT III, Haptoglobin) *Urinstatus*;
- Bestimmung der sFlt-1/PlGF Ratio.

2.6.3 Diagnostik im Verlauf

Intervallfestlegung abhängig von Akutizität und Schwere des Krankheitsbildes.
- Blutdruckmonitoring/regelmäßige Verlaufskontrollen, gegebenenfalls 24-Stunden-Blutdruckmessung;

- CTG zwei- bis dreimal täglich;
- HELLP-Labor (Bei klinischen Zeichen einer Präeklampsie erste Kontrolle im Intervall spätestens nach 12 h auch bei unauffälligem Labor, weitere Kontrollen nach Befund und Vorgabe Oberarzt/Frauenarzt), Sammelurin über 24 h;
- täglich Gewicht, gegebenenfalls Einfuhr-/Ausfuhrmonitoring (Bilanzierung);
- Ultraschallverlaufskontrollen;
- gegebenenfalls Wiederholung der sFlt-1/PlGF Ratio.

2.6.4 Therapie

2.6.4.1 Allgemeinmaßnahmen

- körperliche Schonung, Stressreduktion;
- Präeklampsie mit neurologischen Symptomen: abgedunkeltes Zimmer, kein Fernsehen, wenig Besuch;
- Vorbereitung einer gegebenenfalls notwendigen vorzeitigen Entbindung: Sectioaufklärung, Anästhesievorstellung, gegebenenfalls Neonatologie (gegebenenfalls Lungenreifeinduktion);
- Antithrombosestrümpfe;
- Akupunktur bei Ödemen.

2.6.4.2 Antihypertensive Therapie

Indikation: Blutdruckanstieg > 160/110 mmHg

2.6.4.3 Medikamente

Dauermedikation	α-Methyldopa (Presinol®, Dopegyt®) (MdW)	Effektivdosis (ED) 250 mg/Tablette zwei- bis dreimal eine halbe bis zwei Tabletten täglich
	Nifedipin (Adalat®) retard	ED 10 bis 20 mg/Tablette zweimal 1/2 bis zweimal eine Tablette täglich
	Metoprolol (Beloc-Zok®)	ED 47,5–95 mg/Tablette zweimal eine Tablette täglich
Akutmedikation	Nifedipin (Adalat®) (Kapseln)	ED Nifedipin 10 mg (nicht zerbeißen!), Wiederholung gegebenenfalls nach 20 min
Hypertensive Krise	Urapidil (Ebrantil®) Bolus	ED 12,5–25 mg langsam intravenös
	Urapidil (Ebrantil®) Perfusor	100 mg/50 ml (2 Ampullen) initial 5 ml/h, max. 12 ml/h, CTG-Überwachung Monitor (Blutdruck und Puls alle 15 min)

Gegebenenfalls Glukokortikoidtherapie
Nur bei HELLP-Syndrom bis zur 33+6 SSW initial Betamethason (Celestan®) zweimal 12 mg zur Lungenreifeinduktion nach 48 h Methylprednisolon (Urbason®) 32 mg intravenös oder 40 mg per os.

Gegebenenfalls schrittweise Dosisreduktion bei stabiler Situation und Normalisierung der Leberwerte.

2.6.4.4 Eklampsieprophylaxe und -therapie

- *Prophylaktisch bei drohender Eklampsie (Blutdruckkrise, Hyperreflexie, persistierend: Augenflimmern, Kopfschmerzen, Übelkeit, Erbrechen):* initial Magnesiumsulfat ($MgSO_4$) 2–4 g im Bolus intravenös, dann Infusion mit 5 g $MgSO_4$ in 500 ml Jonosteril, 100 ml/h.
- *Therapeutisch bei Anfall:* $MgSO_4$ 2–4 g im Bolus intravenös, dann Infusion mit 5 g $MgSO_4$ in 500 ml Jonosteril, 100 ml/h, gegebenenfalls Diazepam (Valium®) 10 mg intravenös (eine Ampulle), wenn $MgSO_4$ nicht schon läuft (s. o.).

2.6.4.5 Entbindung

Bei Präeklampsie erfolgt die Entbindung in der Regel ab der 37+0 SSW. Unterhalb dieser Schwangerschaftswoche Entbindungsindikation und -modus in Abhängigkeit von Schwangerschaftsalter, Schwere und Dringlichkeit der Erkrankung.

2.7 Thrombembolische Erkrankung

Das Thromboserisiko ist während der gesamten Schwangerschaft ca. sechsfach erhöht, unabhängig von weiteren Risikofaktoren. Höchstes Risiko für ein thrombembolisches Ereignis besteht in den ersten drei bis vier Wochen post partum.
Vorgehen entsprechend den Royal College of Obstetricans & Gynaecologists top guidelines 37a, 2009 (Abbildung 2.4).

Prophylaxe
Gewichtsadaptation:

50–75 kg	Clexane® 40 (Enoxaparin)
75–100 kg	Clexane® 80 (Enoxaparin)
> 100 kg	Clexane® 100 (Enoxaparin)

Äquivalente Dosierung Clexane 40 = Fragmin® P forte (5000 IE Dalteparin-Natrium) = Fraxiparin® 0,4 (Nadroparin-Calcium)

Bei sehr hohem Risiko und notwendiger Therapie – interdisziplinar Therapieschema S3 Leitlinie (http://www.awmf.org/uploads/tx_szleitlinien/003-001l_S3_VTE-Prophylaxe_2015-12.pdf)

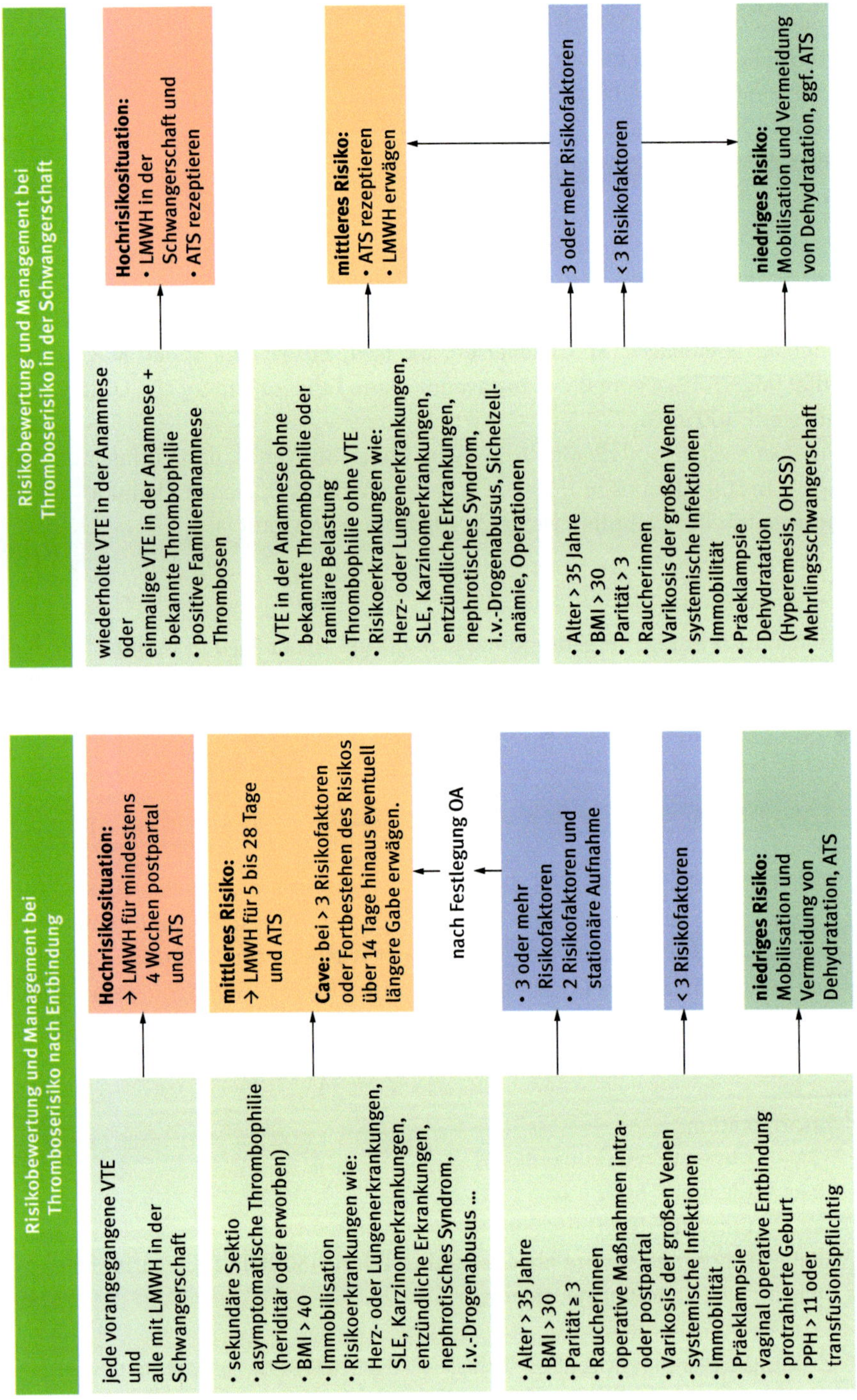

Abb. 2.4: Risikobewertung und Management bei Thromboserisiko in der Schwangerschaft und nach der Entbindung.

2.8 Blutung in der Frühschwangerschaft

2.8.1 Diagnostik

Vaginale Spiegeleinstellung! Blutungsquelle dokumentieren (ex utero, Portiooberfläche), Zervixbeurteilung, gegebenenfalls Kolposkopie, Druckschmerz im Adnexbereich?

Keine digitale Vaginaluntersuchung!

Sonografie (in Abhängigkeit vom SSA):
Intrauterine Schwangerschaft? Vitalität? Hämatom? Sonografisches Gestationsalter? Mehrlinge (Chorionizität, Amniozität beschreiben)? Ausschluss Extrauteringravidität/Simultangravidität (Beurteilung der Adnexe und Douglas).

Bestimmung des β-HCG im Serum, Verlauf in der Regel nach 48 h: Grafik HCG-Kurven?

Ausnahme: keine Bestimmung notwendig bei
- Nachweis embryonaler Herzaktion (intakte Schwangerschaft);
- SSL *sicher* > 7+0 SSW ohne embryonale Herzaktion: missed abortion, sonografische Diagnosebestätigung durch (Facharzt);
- fehlende Herzaktion bei sicher positivem Vorbefund, sonografische Diagnosebestätigung durch Facharzt.

2.8.2 Management bei Abortus imminens

Indikationen zur stationären Aufnahme:
- frische Blutung;
- keine anhaltend aktive Blutung, jedoch: intrauterines Hämatom, Mehrlinge, Zustand nach IVF/ICSI, Zustand nach wiederholten Fehlgeburten oder Unterbauchbeschwerden.

2.8.3 Maßnahmen

- *Körperliche Schonung* bei bestehender Blutung.
- *Gegebenenfalls Progesteron* dreimal zwei Tabletten Utrogest per os, keine vaginale Gabe bei aktiver Blutung.
- Bei Blutungsfreiheit: körperliche Belastung steigern und Entlassung. Progesteron weiter bis zur zwölften SSW.
- Empfehlung der weiteren körperlichen Schonung.

Anti-D-Prophylaxe: immer bei rhesusnegativen Schwangeren. Ausnahme: Bei Rhesogam®-Gabe innerhalb der letzten zwölf Wochen!

2.9 Vorgehen bei Abortinduktion im zweiten und dritten Trimenon

2.9.1 14+0 bis 23+6 SSW

Indikation für Einleitung wie IUFT, medizinische Indikation etc.

Medikamentöses Vorgehen zur Schwangerschaftsbeendigung
1. Vorbereitende Gabe von 200–600 mg Mifepriston (Mifegyne®) nach Möglichkeit 24 h vor Beginn der medikamentösen Abortinduktion, spätestens bei der stationären Aufnahme.
2. Misoprostol (Cytotec®) 400 µg per os alle 4 h oder
3. 1 mg Gemeprost (Cergem®) vaginal: Wiederholung alle 3–6 h (max. fünf Applikationen pro 24 h); 24 h nach der ersten Applikation des ersten Behandlungszyklus kann dieses Vorgehen wiederholt werden.

Bei Therapieversagern Sulproston (Nalador®) 1,7–8,3 µg/min intravenös (1 Ampulle Sulproston 500 µg auf 500 ml, 1,7–8,3 ml/min), max. 1500 µg/24 h oder weitere, im indizierten Einzelfall anwendbare Verfahren.

Cave: Grundsätzlich sind PG-E-Analoga kontraindiziert im zweiten und dritten Trimenon bei vorausgegangener Sectio oder anderen transmuralen Uterusoperationen.

2.9.2 Intrauteriner Fruchttod ab 24+0 SSW

1. Vorbereitende Gabe von 200–600 mg Mifepriston (Mifegyne®) nach Möglichkeit 24 h vor Beginn der medikamentösen Abortinduktion, spätestens bei der stationären Aufnahme.
2. Misoprostol (Cytotec®) 400 µg per os alle 4 h oder Misoprostol initial 100 µg gefolgt von 200 µg alle 4 h oral.
3. Bei Kontraindikation (KI) für Misoprostol (Zustand nach Uterusoperation) Dinoproston-Vaginalgel (Minprostin Gel®; ab Bishop-Score ≥ 4 möglich; Off-Label-Use, da zugelassen für den Bereich um den errechneten Geburtstermin)

2.9.3 Bei IUFT in Terminnähe

Vorgehen wie bei Prostaglandineinleitung zur Geburt (Abschnitt 2.12).

2.10 Hyperemesis

Übelkeit und Erbrechen sind in bis zu 80 % aller Schwangerschaften (insbesondere im frühen ersten Trimenon) nachweisbar und verschwinden im Allgemeinen nach der 14. SSW. Eine Hyperemesis gravidarum kann als Prototyp einer psychosomatischen Erkrankung angesehen werden (Tabelle 2.2).

2.10.1 Definition

Persistierendes Erbrechen begleitet von Dehydratation und Ketoazidose durch erschwerte Nahrungs- sowie Flüssigkeitsaufnahme oder Alkalose durch HCl-Verlust und Hyopkaliämie.

2.10.2 Risikofaktoren

Tab. 2.2: Risikofaktoren für Hyperemesis.

Risikofaktor	Relatives Risiko
Hyperemesis in der vorangegangenen Schwangerschaft	29
Hyperthyreote Stoffwechsellage	4,5
Psychiatrische Erkrankung (inklusive Ernährungsstörungen wie Bulimie oder Anorexie)	4,1
Erkrankungen des Trophoblasten in einer vorhergehenden Schwangerschaft	3,3
Vorbestehender Diabetes	2,6
Asthma	1,5
Vorbestehende gastrointestinale Störungen (z. B. Gastritis, Cholezystolithiasis)	2,5
Mehrlingsgravidität (je nach Geschlechterverteilung)	1,7–3,7
Mütterliches Alter < 20 Jahre	1,5
Nichtraucher	↑
Erstgravida	↑
Maternale Adipositas	↑
Maternales Untergewicht	↑
Ethnische Zugehörigkeit	↑

2.10.3 Diagnostik

- Urinstatus: Ketonkörper (Ketosticks), Azidurie;
- Labordiagnostik: Hämatokrit, Elektrolyte, Transaminasen, Bilirubin, TSH-Stufendiagnostik;
- Sonografie zur Bestimmung des Schwangerschaftsalters und der Vitalität;
- bei länger anhaltendem Erbrechen und ausgeprägter Symptomatik müssen differenzialdiagnostische Ursachen (gastrointestinal, metabolisch, urogenital, neurologisch, Medikamentennebenwirkung u. a.) in Betracht gezogen werden (Tabelle 2.3).

2.10.4 Verlaufskontrollen

- Ketone im Urin täglich, morgens nach dem Frühstück;
- alle drei Tage kleines Blutbild und Elektrolyte;
- bei anhaltender Ketonurie Blutgasanalyse (BGA).

Tab. 2.3: Differenzialdiagnosen bei anhaltender Übelkeit und Erbrechen in der Schwangerschaft.

Störungen des Gastrointestinaltrakts ▸ Gastroenteritis ▸ Leber- und Gallenwegserkrankungen ▸ Obstruktionen des Gastrointestinaltrakts (Ileus, Subileus, auch bei Karzinomen) ▸ Hiatushernie ▸ Hepatitis ▸ Ulcus ventriculi und/oder duodeni ▸ Pankreatitis ▸ Appendizitis	**Metabolische Störungen** ▸ Diabetische Ketoazidose ▸ Porphyrie ▸ Morbus Addison ▸ Hyperthyreoidismus ▸ Hyperparathyreoidismus
Störungen des Urogenitaltrakts ▸ Pyelonephritis ▸ Urämie ▸ Nekrotisierende uterine Myome ▸ Adnextorsion ▸ Nierensteine	**Störungen des Nervensystems** ▸ Tumoren des zentralen Nervensystems ▸ Vestibuläre Störungen ▸ Wernicke-Enzephalopathie ▸ Migräne ▸ Pseudotumor cerebri ▸ Psychiatrische Erkrankung (inklusive Essstörungen)
Intoleranzen und Vergiftungen ▸ Medikamentenintoleranz oder -vergiftung ▸ Lebensmittel- oder andere Vergiftungen	**Schwangerschaftsassoziierte Störungen** ▸ Emesis gravidarum ▸ Akute Fettleber in der Schwangerschaft ▸ Präeklampsie

2.10.5 Therapie

Das Therapiekonzept umfasst Ernährungsumstellung, psychologische Betreuung und supportive/alternative Therapieansätze (Akupunktur) bis hin zur stationären Aufnahme (Milieuwechsel) mit medikamentöser und parenteraler Therapie.

Bei der Therapie ist zu beachten:
- immer feste Medikation ansetzen, keine bloße Gabe bei Bedarf;
- Fortsetzen der festen Medikation bis zum Erreichen eines Nahrungsaufbaus;
- stufenweiser Aufbau der Medikation.

2.10.6 Stationäre Aufnahme

- in Abhängigkeit vom AZ der Patientin;
- immer bei Dehydrierung, Ketoazidose/Ketonurie, Gewichtsabnahme > 5 %, Elektrolytentgleisung.

2.10.6.1 Stufe I – geringe/mäßige Ausprägung
- tägliche Infusionstherapie: Elektrolytlösung (Sterofundin, Ringer) und 0,5 l Glukose 5 %;
- gegebenenfalls Vitaminsubstitution (Vitamin B6 und B1);
- gegebenenfalls zusätzlich Antemetika:
  - Mittel der ersten Wahl: Dimenhydrinat z. B. Vomex®:
    62 mg intravenös (ein- bis zweimal täglich) oder
    50 mg per os (drei- bis viermal täglich) oder
    150 mg Supp. (ein- bis dreimal täglich)
  - Meclozin (Agyrax®):
    25–100 mg per os (zwei- bis viermal täglich) oder
    50 mg Supp. einmal täglich)
  - Metoclopramid (Paspertin®):
    10 mg per os (drei- bis viermal täglich) oder
    1,2–1,8 mg/h intravenös
  - Ondansetron (Zofran®) [Antiemetikum]:
    4–8 mg per os (zwei- bis dreimal täglich) oder 2–4 mg intravenös über 15 min alle 6–8 h oder 1 mg/h intravenös über 24 h
- max. 48 h, falls keine Besserung, dann weiter zu Stufe 2.

2.10.6.2 Stufe II
- parenterale Ernährung über peripheren Zugang (Tabelle 2.4);
- initial bei schwerer Ausprägung oder bei frustraner Therapie nach Stufe I:

Tab. 2.4: Tagesinfusionsplan – parenterale Ernährung über peripheren Zugang.

	Grundinfusion	Zusätze (Tagesdosis)	Dosis
I	500 ml Glukose-Infusion 5 %	– 200 mg Vitamin B1 (Thiaminchlorid, 4 ml) – 50 mg Vitamin B6 (Pyridoxin) (2 Ampullen à 25 mg) – 200 µg Vitamin B12 (Cyanocobalamin, 0,2 ml) – 2000 mg Vitamin C (Ascorbinsäure, vier Ampullen)	100 ml/h
I	500 ml Elektrolytlösung	– *+ eine Ampulle Dimenhydrinat (z. B. Vomex®)*	100 ml/h
II	500 ml Glukose 5 % *Infusion kennzeichnen*	– 40 mmol KCL 7,45 % (40 ml) – 34 mmol NaCl 20 % (10 ml) – *+ eine Ampulle Dimenhydrinat (z. B. Vomex®)*	50 ml/h
II	1000 ml *Nutriflex® Plus* (AS-lösung)		100 ml/h
II	500 ml Elektrolytlösung		50 ml/h

– wenn binnen sieben Tagen keine adäquate Ernährung erreichbar, dann weiter mit Stufe 3.

2.10.6.3 Stufe III

– Tagesinfusionsplan – parenterale Ernährung über zentralen Venenverweilkatheter (ZVK) in Absprache mit der Intensivmedizin;
– bei frustraner Therapie nach Stufe II.

2.11 Intrauterine Wachstumsrestriktion (IUGR)

2.11.1 Definition

Unterschreiten der zehnten Perzentile des fetalen Schätzgewichtes bzw. des Abdomenumfangs *in Kombination* mit pathologischen uteroplazentaren und/oder fetoplazentaren Dopplerindizes und/oder Oligohydramnion. Eine IUGR sollte auch angenommen werden, wenn bei seriellen Biometrien zuverlässig ein Abflachen oder Sistieren des fetalen Wachstums festgestellt wird. Bei einem fetalen Schätzgewicht unter der zehnten Perzentile ist eine weitere Abklärung indiziert.

2.11.2 Early–late < 34. SSW

Abhängig vom Gestationsalter wird zwischen einer sogenannten frühen (*early onset*, < 34 SSW) IUGR und einer späten (*late onset*, ≥ 34 SSW) IUGR unterschieden. Zwischen einer frühen und späten IUGR gibt es relevante Unterschiede im klinischen Verlauf, die es zu berücksichtigen gilt.

2.11.3 Diagnostik

Neben anamnestischen Angaben soll mithilfe der klinischen Untersuchung und der apparativen Diagnostik das Vorliegen einer IUGR ausgeschlossen oder bestätigt werden.

Cave: *Sicherung des Gestationsalters!*
Die Überprüfung des anamnestischen Gestationsalters durch Messung der SSL ist in der diagnostischen Abklärung einer fraglichen IUGR essenziell. Eine Korrektur des Gestationsalters sollte daher immer dann erfolgen, wenn das anamnestische Gestationsalter mindestens sieben Tage vom sonografisch fixierten Alter abweicht.

2.11.3.1 Zusätzliche Untersuchungen zur Abklärung

- TORCH
- Karyotypisierung
- (Doppler-)Sonografie
- Feindiagnostik

2.11.3.2 Sonografie

- Fetometrie: serielle sonografische Kontrollen des fetalen Wachstums – Intervalle zur Verlaufsbeurteilung: mindestens zwei Wochen;
- die Beurteilung der Fruchtwassermenge (Single-deepest-pocket-Methode) sollte in der Abklärung einer möglichen IUGR erfolgen, jedoch nur in Kombination mit anderen Überwachungsmethoden interpretiert werden.

2.11.3.3 Dopplersonografie

- *Aa. uterinae*
- A. umbilicalis
- A. cerebri media
- CPR (zerebroplazentare Ratio: Quotient aus dem pulsatility index (PI) der A. cerebri media und dem PI der A. umbilicalis), vor allem bei Late-onset-IUGR in der Überwachung von Bedeutung
- Ductus venosus (vor allem bei früher IUGR von Bedeutung)

Zeitintervalle sollten an den Schweregrad angepasst sein.

2.11.3.4 CTG („Oxford-CTG“)

Eine CTG soll nicht als alleinige Form der Überwachung bei einer IUGR angewendet werden. Es sollte neben der Dopplersonografie die computergestützte Analyse (Kurzzeitvariabilität = STV) des CTG („Oxford-CTG“) erfolgen.

2.11.4 Management

Antenatale Kortikosteroide zwischen der 24+0 SSW und der 34+0 SSW, wenn die Geburt des Kindes innerhalb der nächsten sieben Tage zu erwarten ist.

Die Entbindung einer IUGR muss im Perinatalzentrum mit neonataler Intensivstation und erfahrenem Team entbunden werden, um eine sofortige und kontinuierliche Betreuung zu gewährleisten. Eine präpartale Verlegung ist essenziell.

2.11.5 Überwachungs- und Entbindungsmanagement von IUGR-Feten

Eine frühe IUGR und eine späte IUGR müssen unterschiedlich beurteilt werden. Eine zunehmende kardiovaskuläre Verschlechterung spiegelt sich bei einer frühen IUGR in Auffälligkeiten venöser Dopplersonografieparameter wider, bei einer späten IUGR vor allem in der zerebralen Dopplersonografie.

Bei der Planung des Zeitpunktes der Entbindung müssen die Risiken der Frühgeburtlichkeit mit denen des intrauterinen Verbleibs abgewogen werden.

2.11.5.1 Entbindungsindikation bei IUGR

- maternal
- fetal
  - Ductus venosus (DV): fehlende oder negative A-Welle oder PI > 95. Perzentile;
  - A. umbilicalis:
    - reverse flow → ≥ 30 SSW, spätestens mit 32 SSW
    - zero flow → ≥ 32 SSW, spätestens mit 34 SSW
    - PI < 95. Perzentile → > 37 SSW
    - PI normal → > 38 SSW (bei Risiken [Oligohydramnion, Wachstumsstillstand, < 5. Perzentile, Zustand nach IUGR/PE] früher)
  - ACM: PI < 5. Perzentile → > 37 SSW;
  - CPR: < 1 oder < 5. Perzentile → 37 SSW;
  - CTG: „pathologisch“ → spontane wiederkehrende Dezelerationen;
  - Oxford-CTG: STV < 2,6 ms zwischen 26+0 und 28+6 SSW oder < 3 ms zwischen 29+0 und 32+0 SSW.

2.11.5.2 Geburtsmodus bei IUGR

Die IUGR alleine ist keine Indikation für einen Kaiserschnitt. In sehr frühen Schwangerschaftswochen muss bei Vorliegen einer Indikation zur Schwangerschaftsbeendigung naturgemäß ein Kaiserschnitt durchgeführt werden. Auch bei pathologischen Dopplersonografiebefunden der A. umbilicalis mit *absent and reversed enddiastolic* Blutflüssen oder im DV wird meist ein Kaiserschnitt durchgeführt werden müssen.

Bei einer IUGR mit unauffälliger Dopplersonografie oder einem erhöhten Widerstand in der A. umbilicalis (> 95. Perzentile) oder einer CPR < 1 kann eine Geburtseinleitung durchgeführt und eine Vaginalgeburt angestrebt werden. Jedoch muss das höhere Komplikationsrisiko beachtet und besprochen werden und intrapartal eine kontinuierliche Überwachung erfolgen.

2.12 Geburtseinleitung in Terminnähe

Die Geburtseinleitung bedarf immer einer kritischen Indikationsstellung durch den Facharzt. Sie ist prinzipiell immer dann gegeben, wenn das Outcome erwartbar besser ist als im Vergleich zu einem abwartenden Vorgehen. Die Vielzahl der Methoden sollte der klinischen Situation bzw. den individuellen Gegebenheiten angepasst werden.

- Terminüberschreitung ab VET + sieben Tage, ab 41+3 SSW schriftliche Risikoaufklärung mit Unterschrift bei Ablehnung.
- Ab VET bei:
  - Oligohydramnion (single pocket < 2 × 2 cm, AFI < 5);
  - CTG-Auffälligkeiten;
  - insulinpflichtiger Diabetes (insulinpflichtiger GDM, Typ I oder II);
  - pathologischer umbilikaler Flow.
- Vor dem VET:
  - aus maternaler Indikation (Präeklampsie u. a.);
  - bei pathologischem CTG;
  - bei pathologischem umbilikalen Flow oder Wachstumsretardierung.

2.12.1 Allgemeine Kontraindikationen zur Einleitung

- transmurale Uterusoperationen (außer Zustand nach Sectio mit isthmischen Querschnitt);
- pathologischer fetaler Doppler mit umbilikalem Nullfluss;
- mütterliche Erkrankungen, die eine Spontangeburt ausschließen.

2.12.2 Nichtpharmakologische Einleitung

- *Dilapan-S®* hygroskopisches Zervixdilatation, intrazervikale Einlage von einem oder mehreren Stäbchen für max. 24 h, auch bei Zustand nach Sectio zugelassen;
- *Ballonsystem* (Foley-Katheter, Doppelballon Cook®).

Einlage erfolgt für 12 h. Sollte in dieser Zeit keine ausreichende Zervixreife erreicht worden sein, kann die Einleitung medikamentös fortgesetzt werden.

Nach Ballonentfernung erfolgt die Fortführung der Einleitung in Abhängigkeit von der MM-Reife mit Prostaglandinen oder Oxytocin. Ein vorzeitiger Blasensprung stellt keine generelle Kontraindikation zur Einlage eines Einleitungsballons dar.

2.12.3 Medikamentöse Einleitung mit Prostaglandinen

2.12.3.1 Misoprostol (Cytotec®)

- Aufklärung der Patientin über Off-Label-Use;
- kontraindiziert bei Zustand nach Uterusoperationen;
- Vorsicht bei Glaukom und Herzerkrankungen;
- Dosierung: initial 50 µg, dann 50–100 µg per os alle 4 h für maximal 48 h oder bis zur Etablierung MM-wirksamer Wehentätigkeit;
- gegebenenfalls Dosisreduktion auf 50 µg bei noch nicht MM-wirksamer Wehentätigkeit;
- nach 48 h Neueinschätzung der klinischen Situation und Wahl der Methode.

Spezielle Kontraindikationen: Ablehnung des Off-Label-Use durch Patientin, Zustand nach *allen* Uterusoperationen inklusive Sectio mit isthmischem Querschnitt und Konisation.

2.12.3.2 Dinoproston (Propess® Vaginalstreifen)

- Einlage von Propess® für 24 h. CTG-Kontrollen initial nach Einlage und dann zwingend alle 2 h.
- Bei ausbleibendem Geburtsbeginn nach 24 h muss die Rücksprache (RS) mit dem Oberarzt zur Festlegung des weiteren Prozedere insbesondere bei Zustand nach Sectio erfolgen.
- *Unbedingt Entfernung des Inserts bei etablierter Wehentätigkeit, spätestens bei MM-Eröffnung auf 3 cm.*

2.12.3.3 Dinoproston (Minprostin®-Gel) + Tablette

- Gabe intravaginal: 1 mg Minprostin-Gel, gegebenenfalls Wiederholung nach 6 h;
- drei Gaben in 24 h für 48 h; nach 48 h Überdenken der Indikation.

2.12.3.4 Spezifische Kontraindikationen
- mütterliche Asthmaanamnese
- mütterliches Glaukom
- Oxytocin

2.12.4 Überwachung

- CTG vor Einleitungsbeginn;
- vaginale Untersuchung vor erster Medikamentengabe;
- 30 min nach Gabe/Beginn der Einleitung CTG-Kontrolle 2–3 h;
- vaginale Untersuchung vor neuer Entscheidung oder bei Wehen.

2.12.5 Einleitung bei reifem Muttermundsbefund

Bei einem Zervixbefund nach Bishop-Score > 8 (Tabelle 2.5) kann die Einleitung mit Oxytocin, gegebenenfalls unterstützt durch die Amniotomie, erfolgen.

Tab. 2.5: Bestimmung des Bishop-Scores.

	SCORE			
Parameter der Zervix	0	1	2	3
Zervixerweiterung (cm)	Geschlossen	1–2	3–4	5 bis > 5
Länge der Zervix (cm)	> 2	2–1	1–0,5	< 0,5
Zervixkonsistenz	Derb	Mittel	Weich	–
Position der Zervix	Posterior	Zentral	Anterior	–
Höhenstand der Leitstelle	−3	−2	−1, 0	Niedriger

2.12.6 Komplimentärmedizinische Alternative

Einleitung mit Wehencocktail bei Mehrgebärenden ohne Risikofaktoren auf Wunsch der Schwangeren (bei Erstgebärenden nicht effektiv!).

Eine gleichwertige Überwachung ist notwendig.

Rezept:
20 ml Rizinusöl
20 ml Mandelmus aus dem Reformhaus
125 ml Aprikosensaft
10 ml Sekt

Bei ausbleibender regelmäßiger Wehentätigkeit 12 h nach Einnahme des Cocktails Beginn der medikamentösen Einleitung (siehe oben 2.12.3).

2.13 CTG-Beurteilung

- Beschriftung des CTG mit Name und voraussichtlichen Entbindungstermin der Patientin, Dauer in der Regel 30 min.
- Die Auswertung nach FIGO-Score muss zeitnah (in der Regel innerhalb 1 h) erfolgen (Tabelle 2.6).

Tab. 2.6: Kriterien für die Bewertung der Fetale Herzfrequenz (FHF) als normal, suspekt oder pathologisch (modifiziert nach International Federation of Gynecology and Obstetrics und Royal College of Obstetricians and Gynaecologists).

Parameter	Grundfrequenz (SpM)	Bandbreite (SpM)	Dezelerationen	Akzelerationen
Normal	110–150	≥ 5	Keine*	Vorhanden, sporadisch**
Suspekt	100–109 151–170	< 5 ≥ 40 min > 25	Frühe/variable Dezelerationen Einzelne verlängerte Dezelerationen bis 3 min	Vorhanden, periodisch (mit jeder Wehe)
Pathologisch	< 100 > 170 Sinusoidal***	< 5 ≥ 90 min	Atypische variable Dezelerationen Späte Dezelerationen Einzelne verlängerte Dezelerationen > 3 min	Fehlen > 40 min (Bedeutung noch unklar)

* FHF-Dezelerationsamplitude ≥ 15 SpM, Dauer ≥ 15 s.
** FHF-Akzelerationsamplitude ≥ 15 SpM, Dauer ≥ 15 s.
*** Sinusoidale FHF ≥ 10 SpM, Dauer ≥ 10 min.

Oxford-CTG:
- zur Verbesserung der Sensitivität und Verringerung der falsch-positiven Befunde des konventionellen CTGs;
- ausschließlich zur antepartualen fetalen Zustandsbeurteilung → Vorteil objektive Beurteilung;
- wichtigster Parameter: Kurzzeitvariabilität (= short-term variation, STV) (Tabelle 2.1)
  - STV steigt mit zunehmendem Gestationsalter;

Tab. 2.7: Zusammenhang zwischen STV, metabolischer Azidose und intrauterinem Fruchttod.

STV (ms)	< 2,6	2,6–3,0	> 3,0
Metabolische Azidose	10,3 %	4,3 %	2,7 %
IUFT	24,1 %	4,3 %	0 %

- Abnahme der STV bei seriellen Messungen:
  - Anzeichen für eine zunehmende Kompromittierung des Feten;
  - Assoziation mit fetaler metabolischer Azidose bzw. einem intrauterinen Fruchttod korreliert (Tabelle 2.7), früherer Entbindung, niedrigerem Geburtsgewicht und schlechterem neonatalen Outcome;
- STV ≥ 4,5 ms schließt eine fetale Azidämie aus (NPV 100 %).

3 Geburt

3.1 Ärztliche Dokumentation

Der entbindende Kreißsaalarzt ist für die schriftliche Dokumentation der Geburt verantwortlich.

Inhalt der Dokumentation:
- Lage/Stellung/Haltung/Einstellung;
- Uhrzeit;
- spontan /vaginal-operativ;
- Besonderheiten/Komplikationen;
- Nabelschnurbesonderheiten;
- Plazenta/Eihäute: Uhrzeit, Vollständigkeit, Auffälligkeiten, gegebenenfalls Gewicht;
- exakte Beschreibung Geburtsverletzung/Episiotomie und deren Versorgung inklusive rektovaginale Inspektion und Palpation;
- Kontrolle: Uteruskontraktion, aktuelle vaginale Blutung, geschätzter Blutverlust (Postplazentarperiode);
- kindlicher Zustand/Anpassung/Maße: Geschlecht, Gewicht, Länge, APGAR, Nabelschnur-pH (a/v)/gegebenenfalls Verlegung des Kindes;
- ärztliche Anordnung: z. B. Hb-Kontrolle, Oxytocin (Syntocin®), Thromboseprophylaxe.

3.2 Überwachung während der Geburt

3.2.1 CTG

- in der Regel externe Ableitung (> 80 % auswertbar);
- ab MM > 4 cm kontinuierliches CTG;
- Skalpelektrode bei schlecht ableitbaren/interpretierbarem CTG, Differenzierung zwischen fetaler und maternaler Herzfrequenz sicherstellen!
- Beurteilung alle 30 min mittels FIGO-Score durch Hebamme/Arzt (Tabelle 2.6);
- Dokumentation fraglicher Befunde und daraus resultierender Maßnahmen durch Kreißsaalarzt vorzugsweise auf dem CTG-Streifen.

3.2.2 Mikroblutuntersuchung (MBU)

3.2.2.1 Indikation

- zur Abklärung des pathologischen CTG (wenn notwendig, vorher Akuttokolyse).

DOI 10.1515/9783110488845-003

3.2.2.2 Interpretation

- > 7,30 exspektativ;
- 7,25–7,30 und fortbestehender Pathologie im CTG-Kontrolle nach 20–30 min, in Abhängigkeit vom Geburtsfortschritt;
- < 7,25 baldige Entbindung;
- < 7,20 sofortige Entbindung (gegebenenfalls Notsectio).

3.2.3 Fruchtblaseneröffnung

Nach Indikation durch Arzt oder Hebamme nur nach Absprache zwischen beiden.

3.2.4 Vaginaluntersuchung

- Vaginaluntersuchungen in Anwesenheit der Hebamme;
- bei Aufnahme durch Hebamme oder/und durch den Arzt;
- in Eröffnungsperiode alle 2 h und bei besonderer Indikation (schneller Befundfortschritt, Blasensprung u. ä.);
- in Austreibungsperiode nach Indikation.

3.2.5 Austreibungsperiode

- Dauer in der Regel 2 h, max. 3 h;
- spätestens 1,5 h nach vollständig eröffnetem MM Oberarzt oder Facharzt informieren.

3.2.6 Mediolaterale Episiotomie (nur bei Indikation!)

3.2.6.1 Indikation

Abkürzung der Austreibungsperiode bei Verdacht auf fetalen distress, großzügig bei Frühgeburt < 34+0 SSW und vaginal-operativer Entbindung durch Forceps.

3.2.7 Nachgeburtsperiode

- Aktive Leitung mit Ziel: Die Plazenta sollte sich innerhalb von 30 min nach Geburt des Kindes spontan lösen.
- Maßnahmen: Akkupunktur, Eisblase, Harnblasenentleerung, Gabe von Oxytocin. Nach 30 min Vorgehen wie bei Plazentaretention und postpartaler Blutung;

- Kontrolle der Plazenta und Eihäute auf Vollständigkeit, physiologischer Blutverlust < 500 ml;
- Kontrolle von Fundusstand und Blutverlust durch Hebamme.

3.3 Bestimmung der kindlichen Blutgruppe aus dem Nabelschnurblut

Eine Bestimmung der kindlichen Blutgruppe erfolgt nachgeburtlich aus dem Nabelschnurblut:
- Immer wenn die Blutgruppe der Mutter rhesusnegativ ist.
- Immer, wenn eine kindliche Transfusion zu erwarten ist.

3.4 Schmerzmittel unter der Geburt

3.4.1 Allgemein

- Maßgebend ist das Verlangen der Gebärenden!
- Einsatz komplementärer Maßnahmen (Entspannungsbad, Aromatherapie, Akupunktur, Mobilisation) anstreben.
- Aufklärung über schmerztherapeutische Möglichkeiten inklusive PDA vor Geburtsbeginn anstreben; bei Geburtsplanung anbieten.

3.4.2 Medikamentös

- *Butylscopolamin (Buscopan®):* Gabe intramuskulär gelegentlich auch intravenös. Cave: in Kombination mit Fentanyl. Als Suppositorium liegt es nur noch in Kombination mit Paracetamol vor und kann unter Berücksichtigung der Paracetamol betreffenden Anwendungsbeschränkungen angewendet werden.
- *Meptazinol (Meptid®) eine Ampulle* intramuskulär *im Regelfall einmalig in der frühen aktiven Eröffnungsperiode.* Cave: verzögertes Wirkmaximum, Kumulationsgefahr.
- *Opioide; z. B. Fentanyl 0,1 mg:* Gabe verdünnt intravenös, kurze Wirkdauer, Pethidin (Dolcontral®), Piritramid (Dipidolor®).

Cave: Kurze Wirkdauer, aber längere kindliche Atemdepression, daher Abstand zur Geburt möglichst > 30 min, Abstand zwischen den Injektionen mindestens 90 min, max. dreimal im Geburtsverlauf, Voraussetzung: CTG normal; Cave bei Frühgeburten.

3.4.3 Periduaralanästhesie/CSE (kombinierte Spinal- und Epiduralanästhesie)

3.4.3.1 Indikationen/Zeitpunkt:

- *frühe Eröffnungsperiode:* primärer Wunsch der Gebärenden;
- *unabhängig von MM-Eröffnung:* therapeutische Option bei: protrahierter Geburt, regelwidriger Geburtsmechanik, hohem Analgetikabedarf, Geburt aus Beckenendlage, Mehrlingen.
- Der Vorteil der CSE besteht in einem schnelleren Wirkeintritt.

3.4.3.2 Vorgehen

- *Vorbereitung:* venöser Zugang (in der Regel links, grün), Vorinfusion 1000 ml Jonosteril, Aufklärungsbogen, keine obligaten Laboruntersuchungen bei alleiniger PDA (andere anamnestische und klinische Aspekte inklusive Sectiowahrscheinlichkeit beachten!), Information des diensthabenden Anästhesisten;
- *Durchführung:* Anlage durch Anästhesie entsprechend dortigem SOP (Bolusgabe empfohlen!).

3.4.4 Lachgas (Livopan®)

3.4.4.1 Indikation

- Livopan® kann eingesetzt werden, wenn eine kurzfristige Schmerzlinderung mit angstlindernder Wirkung angezeigt und gewünscht ist.

3.4.4.2 Anwendung

- Die Applikation des Gasgemisches erfolgt über eine Maske oder ein Mundstück, welches die Gebärende selbstständig hält.
- Wichtig ist, dass das Lachgas-Sauerstoff-Gemisch schon vor Beginn der jeweiligen Wehe eingeatmet wird, da die maximale analgetische Wirkung mit einer Verzögerung von etwa 30 s bis zu 3 min eintritt. Der rechtzeitige Beginn der Anwendung vor Einsetzen der Wehe ist daher entscheidend, um eine maximal wirksame Analgesie zu erreichen.

Cave: Nicht in Kombination mit Opiaten anwenden!

3.5 Wehenaugmentation mit Oxytocin (Syntocinon®)

3.5.1 Oxytocin sub partu

Indikationsstellung durch den Kreißsaalarzt in Rücksprache mit dem Oberarzt:
- sekundäre Wehenschwäche und/oder protrahierter Geburtsfortschritt;
- zur Weheninduktion bei reifem MM-Befund (siehe Vorgehen zur Geburtseinleitung am Termin) (Tabelle 3.1).

Tab. 3.1: Oxytocindosierung (bei 6 IE Oxytocin in 500 ml Trägerlösung).

Startdosis	Steigerungsdosis	Steigerungsintervall	Maximaldosierung
15 ml/h (3 mU/min)	15 ml/h (3 mU/min)	Alle 20 min	240 ml/h (40 mU/min)

Maximale Gesamtdosis von Oxytocin sub partu: 10 U (das sind weniger als zwei ganze 6 IE-Oxytocintröpfe!).
Maximale Dauer der Oxytocininfusion sub partu: 6 h.

3.5.2 Postpartale Oxytocingabe zur Atonieprophylaxe

Prinzipiell bei jeder Frau nach der Geburt des Kindes:
3–6 IE als Kurzinfusion oder langsam intravenös verdünnt auf 10 ml NaCl

Cave: Kardiovaskuläre Nebenwirkungen, insbesondere bei vorerkrankten Frauen.

3.5.2.1 Indikationen
- In der Regel sollte bei absehbarer postpartaler Gabe eine Kurzinfusion 100 ml NaCl mit 6 IE Oxytocin vorbereitet sein (siehe Abschnitt 3.16 zur postpartalen Blutung).
- Prinzipiell Bolus nur noch in 10 ml NaCl (Zwang zum langsam spritzen, besser: Kurzinfusion in 100 ml NaCl).

3.6 B-Streptokokken (GBS)

Vorgehen entsprechend aktualisierter Leitlinie (Abbildung 3.1).

3.6.1 GBS-Screening

- 35.–37. SSW
- Introitus vaginae/Rectum (Kultur)

Cave: Keine Abstrichentnahme bei Aufnahme zur Geburt!

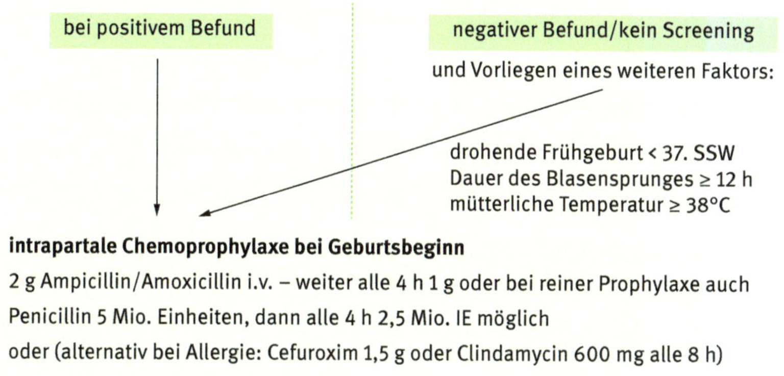

Abb. 3.1: Vorgehen nach GBS-Screening.

3.6.2 Prophylaxe

Unabhängig von vorliegenden Befunden bei:
- Bakteriurie (GBS) in der Schwangerschaft;
- an GBS – Infektion erkranktes Kind in der Anamnese.

Überwachung des Neugeborenen ohne Infektionszeichen 48 h engmaschig klinisch alle 4–8 h beobachten bei:
- Frauen mit GBS-Nachweis oder unbekanntem GBS-Status aus der Schwangerschaft, unabhängig von der Prophylaxe;
- Frühgeborene unter der 37. SSW;
- Zusätzlichen Risikofaktoren

Klinische Beobachtung des Neugeborenen nach der Leitlinie „Betreuung von gesunden reifen Neugeborenen in der Geburtsklinik“ (http://www.awmf.org/leitlinien/detail/ll/024-005.html) (Kapitel 5).

3.7 Geburtsleitung der Frühgeburt < 34+0 SSW

Das Vorgehen erfolgt in Abhängigkeit vom Schwangerschaftsalter.

Bei jeder drohenden Frühgeburt vor der vollendeten 34. SSW muss die Verlegung in ein dafür geeignetes Perinatalzentrum Level I/II angestrebt werden. Wenn dies nicht mehr möglich ist: frühzeitige Information des nächstliegenden neonatologischen Notdienstes, dass möglichst ein Neonatologe bereits zur Geburt anwesend ist.

3.7.1 22+0 bis 23+6 SSW

An der Grenze zur Lebensfähigkeit:
- Entbindung ausschließlich in einem Level-I-Perinatalzentrum!
- *Individuelles Vorgehen* nach entsprechender Aufklärung durch sowohl geburtshilflichen als auch neonatologischen Experten (vorzugsweise gemeinsam in einem perinatologischen Konsil) in Bezug auf fetale Überwachung, Geburtsmodus, Reanimationsmaßnahmen, Intensivtherapie.
- Die Vorstellung der Eltern ist zu respektieren und eine palliative Versorgung postnatal explizit anzubieten.

3.7.2 24+0 bis 32+0 SSW

- Entbindung in einem Perinatalzentrum Level I/II ist notwendig.
- Entbindung wird durch einen Facharzt geleitet, ein Kinderarzt muss zur Geburt anwesend sein.

3.7.3 Sectioindikation

- Entbindung aus fetaler oder mütterlicher Indikation ohne bestehende Wehentätigkeit mit und ohne MM-Eröffnung;
  - Lageanomalien;
  - höhergradige Mehrlinge;
  - pathologisches CTG;
  - protrahierter Geburtsverlauf;

- Verdacht auf Amnioninfektionssyndrom;
- Geburtsstillstand/Entbindungsnotwendigkeit in Beckenmitte;
- vorzeitiger Blasensprung/Anhydramnie.

3.7.4 Spontangeburt

Möglich bei großzügiger Sectioindikation:
- Schädellage;
- CTG normal (suffiziente kontinuierliche Überwachung erforderlich);
- keine protrahierte Geburt.

3.8 Geburtsleitung bei Zwillingsschwangerschaft

3.8.1 Geburtsplanung bei Zwillingsschwangerschaft

Durch Facharzt bis zur 34. SSW, dabei
- *Festlegung des Geburtsmodus;*
- Sectioaufklärung, unabhängig vom vorgesehen Geburtsmodus;
- immer auch Anästhesievorstellung mit Narkoseaufklärung;
- bei der Geburtsplanung Beurteilung der Nabelschnurinsertion (Cave: Insertio velamentosa/Vasa praevia).

3.8.2 Entbindungsmodus und -zeitpunkt

Risikoadaptiert in Abhängigkeit von Chorionizität:
- monochoriale-monoamniale Gemini: Entbindung ab 32.–34. SSW per Sectio;
- monochoriale-diamniale Gemini: bei unauffälligem Verlauf (konkordantes Wachstum, normaler Doppler, kein Hinweis auf FFTS) Prolongation bis 37. SSW möglich;
- dichoriale-diamniale Schwangerschaften ab 37.–38. SSW, gegebenenfalls dann Einleitung.

3.8.3 Voraussetzung für vaginale Entbindung

- beide Kinder in Schädellage (> 32+0 SSW, Gewichte > 1500 g);
- führender Zwilling in Schädellage, unabhängig von Lage des zweiten Zwillings, wenn:
  - erwartete Gewichtsdifferenz nicht größer als 20 % (bzw. max. 500 g);
  - unauffällige dichorial/diamniale oder monochorial/diamniale Geminigravidität;
  - Cave! vorher Klärung der Nabelschnurverhältnisse bzw. Insertionen zum Aufschluss einer tiefsitzenden Insertio velamentosa oder Vasa praevia.

3.8.4 Indikationen für eine primäre Sectio caesarea

- Frühgeburt < 32+0 SSW;
- erster Zwilling nicht in Schädellage;
- Gewichtsdifferenz von > 20 % bzw. mehr als 500 g;
- monochorial-monamniale Zwillinge;
- monochorial-diamniale Zwillinge mit Verdacht auf Insertio velamentosa/Vasa praevia;
- Wunsch der Schwangeren.

3.8.5 Geburtsleitung bei vaginaler Entbindung

- Oberarzt/Facharzt und Pädiater zur Geburt anwesend;
- Vorinformation Anästhesie und im Stand-by;
- Großlumiger venöser Zugang, präoperatives Labor;
- Bereitstellung einer Oxytocininfusion, Wehenunterstützung spätestens nach Geburt des ersten Zwillings;
- nach Geburt des ersten Zwillings:
  - sonografische Lagekontrolle des zweiten Zwillings;
  - sichere CTG-Ableitung des zweiten Zwillings;
  - gegebenenfalls vorsichtige Amniotomie, Wehenunterstützung mittels Oxytocin;
  - aktive Leitung in Abhängigkeit vom CTG.

3.9 Geburtsleitung bei Beckenendlage

Voraussetzung für eine geplante vaginale Entbindung aus Beckenendlage (BEL) ist die Verfügbarkeit eines darin erfahrenen Geburtshelfers. Anderenfalls muss eine primäre oder sekundäre Sectio durchgeführt werden.

3.9.1 Geburtsplanung bei Beckenendlage

Festlegung des Geburtsmodus in der 36.–38. SSW im Rahmen der Geburtsplanung.

Aufklärung über die Möglichkeit der Spontangeburt aus Beckenendlage unter bestimmten Voraussetzungen und die Möglichkeit der Durchführung einer äußeren Wendung (siehe Abschnitt 3.10).

Untersuchungen:
- fetale Biometrie (Ausschluss IUGR/Makrosomie);
- vaginale Beckenaustastung;
- klinische Untersuchung und Messung der äußeren Beckenmaße;
- gegebenenfalls MRT bei Erstgebärenden.

(a)

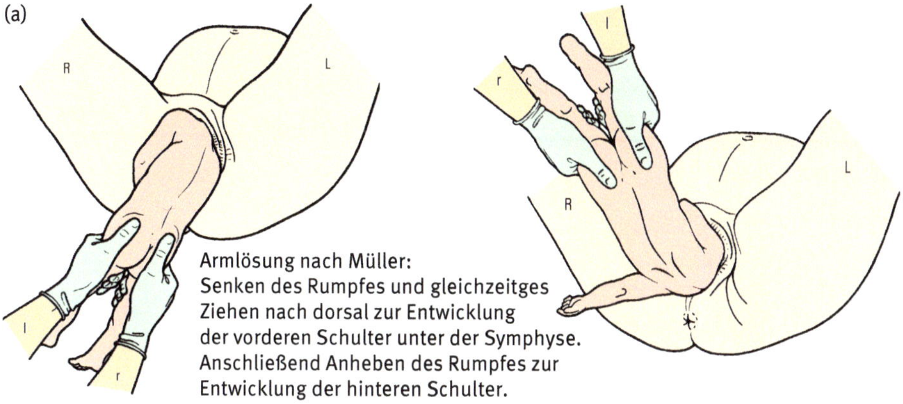

(b)

Kombinierte Armlösung nach Bickenbach:
Kind anheben, hintere Schulter aus Kreuzbeinhöhle lösen, Kind nach unten ziehen und vordere Schulter unter der Symphyse lösen.

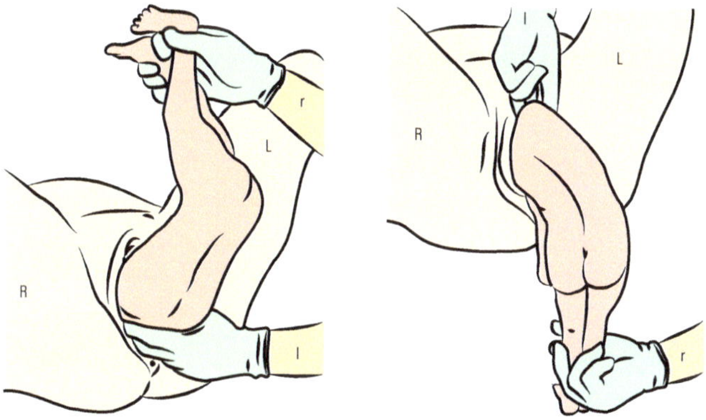

(c)

Armlösung nach Lövset:
Hinterer Arm wird durch Drehung um 180° nach vorn gebracht und unter der Symphyse gelöst . Anschließend Rumpf um 180° zurückdrehen und 2. Arm unter der Symphyse lösen.

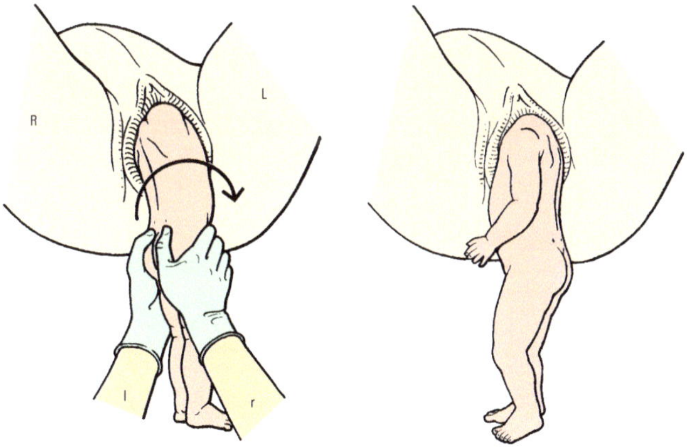

Abb. 3.2: Quelle: Dudenhausen: Practical Obstetrics. De Gruyter, Berlin, 2014.

(d)

Klassische Armlösung:
1. Teil entspricht der Armlösung nach Bickenbach. Anschließend Rumpf durch stopfende Bewegungen um 180° drehen und den vorderen Arm aus der Kreuzbeinhöhle lösen .

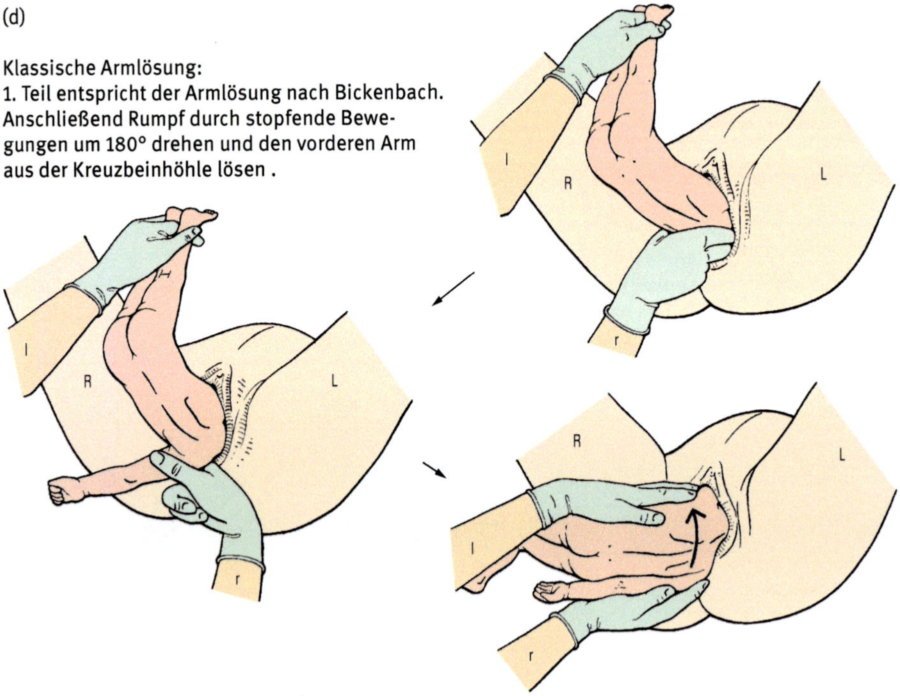

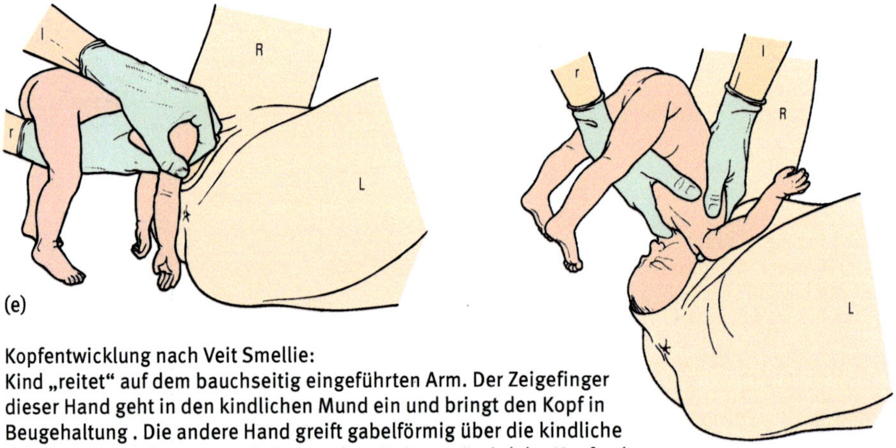

(e)

Kopfentwicklung nach Veit Smellie:
Kind „reitet“ auf dem bauchseitig eingeführten Arm. Der Zeigefinger dieser Hand geht in den kindlichen Mund ein und bringt den Kopf in Beugehaltung . Die andere Hand greift gabelförmig über die kindliche Schulter . Durch langsames Anheben des „Reitarms“ wird der Kopf geboren .

Abb. 3.2 (fortgesetzt): Quelle: Dudenhausen: Practical Obstetrics. De Gruyter, Berlin, 2014.

3.9.1.1 Absolute primäre Sectioindikation
- Frühgeburt < 34. SSW;
- IUGR;
- geschätztes Kindsgewicht < 10. Perzentile oder > 3800 g.

3.9.1.2 Absolute sekundäre Sectioindikation
- Entbindungsnotwendigkeit vor Durchschneiden des Steißes;
- vollkommene Fußlage (NB: Die Diagnose kann nur intrapartal nach Blasensprung und MM-Eröffnung gestellt werden).

3.9.2 Organisatorische Voraussetzungen für vaginale Entbindung

- in BEL-Entbindung erfahrener Geburtshelfer;
- kontinuierliche Hebammenbetreuung;
- suffiziente kontinuierliche CTG – Ableitung;
- Kinderarzt zur Geburt anwesend;
- gesicherte Anästhesiebereitschaft, Bereitschaft-OP.

3.9.3 Leitung der Austreibungsperiode

- Oxytocininfusion großzügig;
- Blasenkatheterismus;
- Abwarten bis zur Geburt des vorderen Schulterblattes.

Sequenz der Eingriffe bei Notwendigkeit einer Manualhilfe:
- assistierte Spontangeburt: Armlösung nach Müller/Deventer (Abbildung 3.2a);
- Armlösung nach Bickenbach (Abbildung 3.2b) – bei Misslingen: Klassische Armlösung (Abbildung 3.2d);
- Armlösung nach Lövset (Abbildung 3.2c);
- Kopfentwicklung nach Veit-Smellie (Abbildung 3.2e).

Erstellung eines OP-Berichtes

3.10 Vorgehen bei der äußeren Wendung

Die äußere Wendung verfolgt das Ziel, eine Querlage in eine Längslage bzw. eine BEL in eine Schädellage zu überführen. Die Erfolgsquote liegt bei ca. 50 %.

3.10.1 Voraussetzungen für eine äußere Wendung

- 37. SSW;
- keine Kontraindikationen für Tokolyse bzw. vaginale Entbindung;
- Sectiobereitschaft;
- unbeeinträchtigte fetale Situation (CTG, Doppler, Wachstum).

3.10.2 Günstige Faktoren für eine erfolgreiche äußere Wendung

- niedriger/normaler BMI
- höhere Parität
- ausreichende Fruchtwassermenge

Im Rahmen der Geburtsplanung bei BEL (Vorstellung in der Ambulanz zur Geburtsplanung) erfolgt die Aufklärung über die Wendung und Festlegung des Termins zwischen 37+0 und 38+0 SSW:
- Wiedervorstellung im Kreißsaal zur prästationären „Wendungsvorbereitung“: Sectioaufklärung;
- Anästhesie;
- Blutabnahme für präoperatives Labor.

Wiedervorstellung im Kreißsaal zur Wendung am vereinbarten Termin. An diesem Tag:
- stationäre Aufnahme;
- Lagerung im Kreißsaal: Ablegen der Straßenkleidung, Knierolle, intravenöser Zugang, 1 l Jonosteril intravenös, CTG, Lagekontrolle;

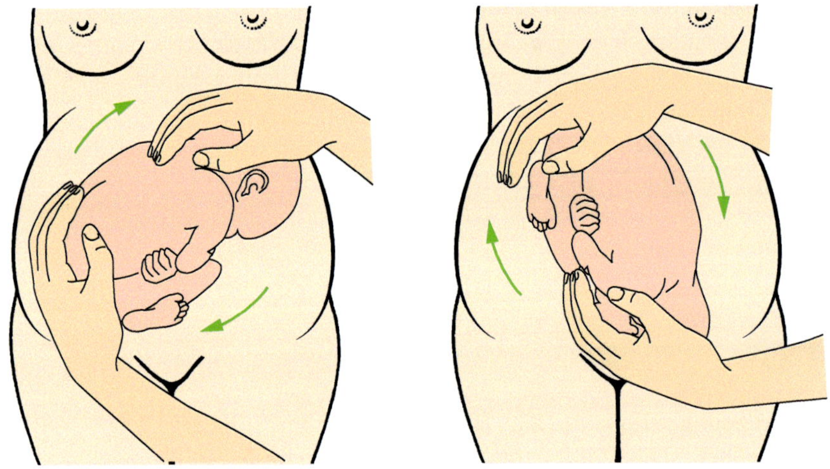

Abb. 3.3: Die äußere Wendung.

- 15 min vor der Wendung: Beginn mit Fenoterolinfusion, zwei Ampullen Fenoterol (Partusisten®) à 0,5 mg in 250 ml NaCl über Infusomat mit 15 ml/h.

Wendungsversuch („Rolle vorwärts" oder „Rolle rückwärts") (Abbildung 3.3).

Cave: Die äußere Wendung muss so weit als möglich schonend erfolgen und darf nicht erzwungen werden!

Nachbetreuung
- 1 h CTG. Wenn normal: Entlassung nach Hause, falls suspektes CTG: stationäre Aufnahme über Nacht.
- CTG-Kontrolle am Abend (frühestens 6 h nach Wendung) und am nächsten Morgen.

Sonstiges
- Bei rhesusnegativen Frauen ist zur Wendung die Gabe einer Anti-D-Prophylaxe vorgesehen.

3.11 Geburtsleitung der Schwangeren mit Diabetes

Entscheidend für die Betreuung der Geburt einer Patientin mit Diabetes und Schwangerschaft ist die Kenntnis über die Diagnose, den Schwangerschaftsverlauf und die Nebendiagnosen der Patientin.

Welcher Diabetes liegt vor?
- Gestationsdiabetes (GDM) diätetisch geführt;
- GDM insulinpflichtig;
- Schwangere mit Typ-I-Diabetes;
- Schwangere mit Typ-II-Diabetes;
- Schwangere mit Diabetes vom MODY-Typ.

3.11.1 Diabetes mit Insulin unter der Geburt

Korrekturschema zur Blutzuckerkontrolle*

Normwerte liegen zwischen 4,5 und 8,0 mmol/l, dabei ist grundsätzlich zu beachten, dass postprandiale Werte bis zu 8,0 normal sind!

Unter der Geburt gilt grundsätzlich bei allen insulinpflichtigen Diabetikerinnen: angestrebte BZ-Zielwerte sub partu sind 5 und 10 mmol/l.

**mmol/l mal 18 ergibt mg/dl und mg/dl geteilt durch 18 ergibt mmol/l*

BZ ≥ 10 mmol/l:
+ 3–4 IE Normalinsulin alle 2–4 h (als Faustregel gilt: 1 IE senkt den BZ um 2 mmol/l).

BZ < 4,5 mmol/l (< 5,5 mmol/l sub partu):
Patientin zum Essen auffordern (mind. 1 KE) oder bei nüchternen Patientinnen (oder solchen die nicht Essen können) Infusion mit 5 % Glukose anhängen (150 ml/h über Infusomat).

BZ < 3,5 mmol/l:
Patientin ohne Diskussion zur Zufuhr von mind. 20 g Glukose *zwingen* (200 ml Saft (gesüßt) (entspricht einer Caprisonne oder vier Plättchen Dextrose.)

Alternativ bei Unvermögen der oralen Aufnahme fünf Ampullen Glukose 40 % intravenös verabreichen.

Wenn die Patientin nicht mehr ansprechbar ist (bei niedrigem BZ) und keinen intravenösen Zugang hat, schnellstmöglich eine Ampulle **Glukagon** applizieren (intramuskulär, subkutan, auch durch die Kleidung).

Dann kommt die Patientin zu sich und kann trinken oder es bleibt Zeit, einen intravenösen Zugang zu legen; Zeitgewinn ca. 30 min.

Glukagonnotfallset muss im Kreißsaal gekühlt vorgehalten werden.

3.11.2 Gestationsdiabetes ohne Insulin unter der Geburt

- Führung unter der Geburt wie gesunde Frauen;
- zweistündliche Blutglukosekontrollen;
- Korrektur von BZ > 9 mmol/l mit 4–6 IE Actrapid.

3.11.2.1 Gestationsdiabetes mit Insulin

Wichtige Fragen:
- Welches Insulin hat die Patientin gespritzt?
- Wieviel Insulin hat die Patientin gespritzt?
- Wann hat die Patientin zuletzt gespritzt?

Cave: Große Mengen (> 20 IE) Basalinsulin am Abend und nächtlicher Wehenbeginn: Gefahr der Unterzuckerung.

Es gilt: Keine reguläre Insulingabe mehr sobald die Patientin unter der Geburt ist. Stündliche Blutglukosekontrollen. Korrektur mit 4–6 IE, z. B. Actrapid (Normalinsulin) bei BZ > 9 mmol/l und Kohlenhydratzufuhr bei BZ < 5 nur, wenn die Patientin noch Insulin gespritzt hat (Basalinsulin am Abend vor nächtlichem Wehenbeginn).

3.11.2.2 Typ-I-Diabetes mit Pumpentherapie

Wenn die Kreißende sicher im Pumpenumgang ist, kann diese weiter laufen. Die BZ-Kontrolle erfolgt stündlich, BZ > 10 mmol/l: Insulin durch zusätzliche Subkutangaben korrigieren (siehe Korrekturschema, Abschnitt 3.11.2), BZ < 5 mmol/l: Glukosezufuhr oder Kohlenhydrate/Nahrung laut Korrekturschema.

Voraussetzung für die Leitung der Geburt mit laufender Pumpe:

- Patientin kennt sich erkennbar gut mit der Insulinpumpe aus und hat bereits ein Regime zur Reduktion der Basalrate sub partu: nur dann Pumpe belassen.
- BZ-Kontrolle stündlich.

Cave: Gefahr eines unerkannten Katheterverschlusses (Insulinmangel) – deshalb bei jedem Wasserlassen Ketone im Urin bestimmen!

Bei Unsicherheiten in der Handhabe, Fehlen eines postpartalen Regimes oder dem Nachweis von Ketonen im Urin: sofortiges Umsteigen auf Infusionstherapie.

3.11.2.3 Typ-I- und Typ-II-Diabetikerinnen mit Pentherapie intensivierter Insulintherapie (ICT)

- Umstellung auf Infusionstherapie mit Geburtsbeginn, spätestens bei Verlegung in den Kreißsaal;
- ununterbrochene Fortsetzung der Insulingabe während der gesamten Geburt, auch bei der Sectio mit laufendem Insulinperfusor in den OP;
- bei Insulinmangel kann es am Ende der Schwangerschaft auch zu einer eugklykämen Ketoazidose kommen, deshalb muss eine kontinuierliche Gabe von Insulin und Glukose während der gesamten Entbindung gewährleistet sein.

Konkret:

Die Patientin erhält bei regelmäßiger Wehentätigkeit kontinuierlich Glukose 5 % ohne Insulin (100–150 ml/h über Infusomat und *parallel* einen Insulinperfusor (25 IE auf 50 ml NaCl; 0,5 IE/h = 1 ml/h).

Dabei soll stets beides über ein und denselben intravenösen Zugang laufen! (Damit wird verhindert, dass im Fall der Dislokation eines Zugangs die Patientin nur Glukose oder nur Insulin erhält.)

Das Dosierschema für Insulin sollte individuell in jedem Zentrum festgelegt werden.

Cave: Bei hohem Insulinbedarf ist diese Dosierung möglicherweise zu niedrig. Alternativ kann bei bekanntem Insulinbedarf von vor der Schwangerschaft (Basal + Bolusinsulin) pro Tag die Hälfte dieser Menge über einen Zeitraum von 24 h mittels Perfusor gegeben werden.

Eine Möglichkeit:
50 % Gesamtinsulinbedarf der Schwangeren *VOR* der Schwangerschaft (Basal + Kurzzeitinsulin, respektive Gesamtmenge an über die Pumpe kontinuierlich und in Boli injiziertem Insulin) pro 24 h über den Perfusor geben.

Beispiel: Therapie vor der Schwangerschaft mit intensivierter konventioneller Insulintherapie (ICT):
Protaphane 12 – 0 – 0 – 18
Actrapid 25 – 10 – 5 – 20
Gesamtbedarf: 90 IE pro Tag, 3,75 IE/h ⇒ Perfusor mit 3–4 IE/h laufen lassen; z. B. 50 IE Insulin (Kurzzeitinsulin!) in 50 ml Perfusorspritze (Trägerlösung) mit 3,5 ml/h.

- Dosis stündlich anpassen: *Ziel 5–10 mmol/l;*
- *BZ-Kontrolle stündlich* (in der Verantwortung der Hebamme);
- *BZ > 10 mmol/l:* Insulin durch zusätzliche Subkutangaben (Glukoseinfusion nicht unter 100 ml/h reduzieren);
- BZ < *5,5 mmol/l:* Glukosezufuhr/Nahrungsaufnahme laut Korrekturschema;
- intermittierend Kontrolle auf Ketone im Urin (*Ketodiabur-Stic [Harnzucker + und Azeton +]*).

3.11.3 Geplante Sectio bei Diabetikerinnen

3.11.3.1 Gestationsdiabetes
- *kein Insulin am Sectiotag;*
- *Management wie bei der gesunden Patientin, aber* BZ-Kontrollen und gegebenenfalls Korrektur nach Schema;
- Basalinsulin sollte am Abend zuvor in der gewohnten Menge appliziert werden.

3.11.3.2 Typ-I-Diabetes mellitus (Pumpentherapie)
- Pumpe zur Sectio belassen!
- Insulinpumpen können am Oberarm befestigt werden und mit Beginn der Sectio mit auf *50 % reduzierter Basalrate* weiterlaufen.

Cave: Auch bei gutem BZ-Wert ist nach Ablegen der Pumpe immer Insulin erforderlich.

3.11.3.3 Typ-I-Diabetes mellitus (Pen-Therapie)
- Am *Vorabend* ist die gewohnte Menge an *Basalinsulin* für die Nacht zu spritzen.
- Für die Zeit der Sectio entscheidet der Anästhesist: ein Drittel bis die Hälfte der Dosis des Basisinsulins + Korrektur über einen intravenösen Zugang verabreichen.

ODER

- Keine subkutane Insulininjektion am Morgen und die Insulinzufuhr erfolgt komplett über den intravenösen Zugang.

Cave: Auch bei nüchterner Patientin ist immer Basalinsulin erforderlich.

3.11.3.4 Typ-II-Diabetes mellitus und MODY

- Am *Vorabend* ist die gewohnte Menge an *Basalinsulin* für die Nacht zu spritzen.
- Da in beiden Fällen *NACH* der Geburt ein Auslassversuch des Insulins sinnvoll ist, entfällt dann zunächst die weitere Gabe von Insulin.
- Insulingaben dann angepasst an die BZ-Messungen und nach RS mit den Diabetologen.

3.11.4 Diabetikerinnenbetreuung post partum

3.11.4.1 Gestationsdiabetes ohne Insulin post partum

- BZ-Tagesprofil am zweiten postpartalen Tag *unter einer Vollkost*;
- Kontrolluntersuchung: oraler Glukosetoleranztest (oGTT) sechs bis zwölf Wochen post partum;
- bei Entlassung Brief zur Nachsorge nach GDM mitgeben.

3.11.4.2 Gestationsdiabetes mit Insulin post partum

- kein Insulin;
- BZ-Tagesprofil am zweiten postpartalen Tag *unter einer Vollkost*;
- bei *erhöhten Werten* (nüchtern > 5,0 mmol/l/ im Tagesverlauf > 8,0 mmol/l) Weiterführung der Tagesprofile über zwei bis drei Tage;
- bei *pathologischen Werten* (nüchtern > 6,0 mmol/l / im Tagesverlauf > 11,0 mmol/l) direkte Überweisung zum Diabetologen;
- Wiedervorstellung zur Kontrolluntersuchung: oGTT sechs bis zwölf Wochen post partum;
- bei Entlassung Brief zur Nachsorge nach GDM mitgeben.

3.11.4.3 Typ-I-Diabetes mellitus post partum

- Um eine Katabolie und Ketoazidose zu vermeiden, *MUSS die Insulingabe* (Basisinsulin) *auch bei niedrigen Blutglukosewerten niedrig dosiert* fortgesetzt werden.
  Richtdosis:
  - *Pentherapie:* Basalinsulin: 50–80 % der Insulindosis vor Schwangerschaft;
  - *Pumpentherapie:* Basalrate ca. 0,1–0,4 IE/h;

- *Nahrungsaufnahme:* nur bei BZ > 4 mmol/l vor der Mahlzeit zusätzlich kurzwirksames Insulin zum Essen. Beginn mit 0,5–1 IE/Kohlenhydrateinheit (KE; morgens 1–2 IE/KE).
- *Zum Stillen immer 2 KE ohne Insulin.*
- Nach der Geburt grundsätzlich *diabetologisches Konsilium* anfordern!
- BZ-Kontrollen zumindest alle 2–3 h (besonders nachts!!) durch das Pflegepersonal.
- Der erwartete Abfall des Insulinbedarfes kann individuell zu sehr unterschiedlichen Zeitpunkten auftreten, eine Lockerung der Messzeitpunkte ist erst möglich, wenn der Nadir des BZ sicher überschritten ist und sich die Patientin auf dem neuen niedrigeren Niveau stabilisiert hat.

Tägliche BZ-Messung: (zumindest) 7:00 / 11:00 / 14:00 / 18:00 / 22:00 / 3:00 Uhr

3.11.4.4 Typ-II-Diabetes mellitus und MODY post partum

- Zunächst Auslassversuch! ⇒ kein Insulin.
- BZ-Tagesprofile mit Zielwerten zwischen 5 und 10 mmol/l.
- *BZ ≥ 10 mmol/l:* + 3–4 IE Normalinsulin alle 2–4 h (als Faustregel gilt: 1 IE senkt den BZ um 2 mmol/l).
- *BZ < 5,5 mmol/l:* Patientin zum Essen auffordern (mind. 1 KE) oder bei nüchternen Patientinnen (oder solchen, die nicht Essen können) Infusion mit 5 % Glukose anhängen (150 ml/h über Infusomat).
- *BZ < 4,5 mmol/l:* Patientin ohne Diskussion zur Zufuhr von mind. 20 g Glukose auffordern (200 ml Saft [gesüßt] entspricht einer Caprisonne oder vier Plättchen Dextrose (*schwere Unterzuckerungen sind ohne Gabe von Insulin nicht zu erwarten*)).
- Vorstellung zum diabetologischen Konsil bzw. bei unauffälligen post partalen BZ-Werten, Anbindung an den niedergelassenen Diabetologen nach Entlassung.

3.11.5 Überwachung der Kinder von Müttern mit Diabetes in der Schwangerschaft

- Erste Nahrung (Anlegen) innerhalb der ersten 30 Lebensminuten.
- Erste BZ-Kontrolle im Alter von 2 h.
- Kinderarztvorstellung vor Verlegung aus dem Kreißsaal, bei Typ-I-Diabetes nach der Entbindung.
- Weiteres Vorgehen entsprechend Leitlinie „Vorgehen bei Kindern diabetischer Mütter“ (http://www.awmf.org/leitlinien/detail/ll/024-006.html) (Abbildung 3.4).

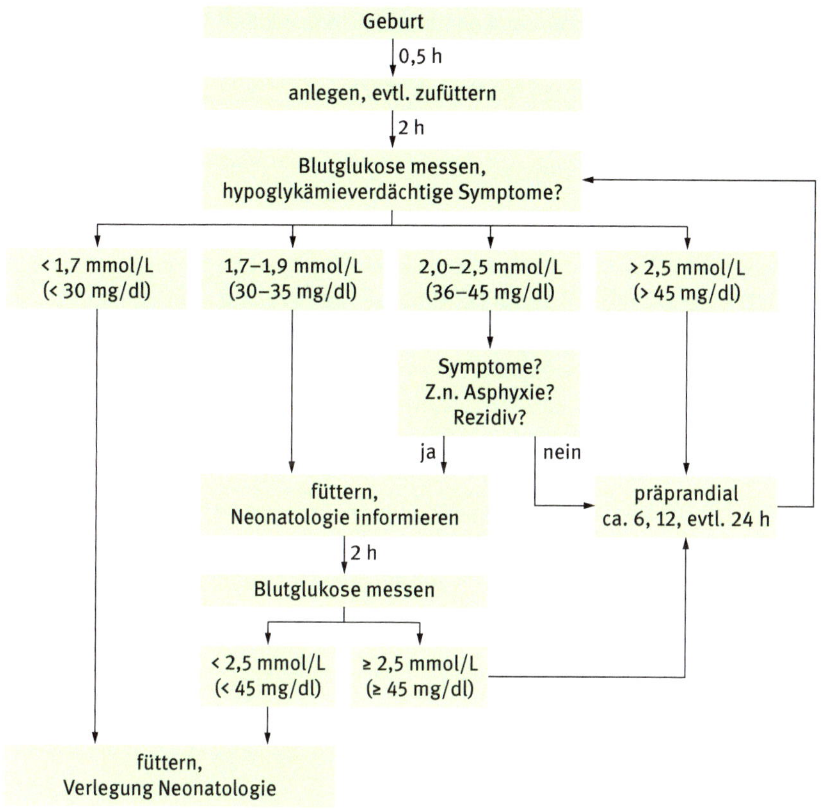

Abb. 3.4: Vorgehen bei Kindern diabetischer Mütter.

3.12 Versorgung von Geburtsverletzungen

3.12.1 Klassifikation von Geburtsverletzungen

- Dammriss Grad I: Verletzung der Haut des Dammes, meist an der hinteren Kommissur.
- Dammriss Grad II: Zusätzlich ist die oberflächliche Dammmuskulatur verletzt, der Sphincter ani externus ist jedoch intakt.
- Dammriss Grad III: Der Sphinkter ist verletzt, die Rektumwand ist intakt.
  - Grad IIIa: Weniger als 50 % des Musculus sphincter ani externus ist verletzt.
  - Grad IIIb: Mehr als 50 % des Musculus sphincter ani externus ist verletzt.
  - Grad IIIc: Musculus Sphincter ani externus und internus sind verletzt.
- Dammriss Grad IV: Der Sphinkter ist verletzt, das Rektum ist eröffnet.
- Scheidenriss: Geburtsverletzung, die sich auf die Scheidenhaut beschränkt. Der Damm ist dabei intakt.

- Hoher Scheidenriss: Dieser reicht weit ins Scheidengewölbe bis an die Zervix heran und lässt sich häufig nur mithilfe von Spekula vollständig darstellen.
- Labienriss: Eine auf die Labien beschränkte Geburtsverletzung.

3.12.2 Diagnose von Geburtsverletzungen

Nach jeder vaginalen Geburt muss eine sorgfältige Untersuchung auf Geburtsverletzungen erfolgen. Ab Dammriss Grad II gehört eine vaginale und anorektale Untersuchung zur Abklärung des Ausmaßes der Geburtsverletzung dazu. Bei Unklarheit oder Verdacht auf eine höhergradige Geburtsverletzung muss ein Facharzt hinzugezogen werden. Eine Information der Patientin über den vermuteten Sachverhalt und das geplante Prozedere muss erfolgen. Auch eine Dokumentation (kurze Beschreibung der Verletzung und deren Versorgung unter Angabe des Anästhesieverfahrens, Nahtmaterial sowie der Art und Weise der Versorgung, zudem korrekte Zählkontrolle am Ende der Naht und Durchführung/Ergebnis der rektalen Untersuchung und Funduskontrolle dokumentieren, abzeichnen [Handzeichen]) im Partogramm (ab Dammriss Grad III OP-Bericht) ist durchzuführen! Postoperativ erfolgt dann eine Mitteilung über das Ausmaß der Verletzung.

3.12.3 Anästhesie bei Geburtsverletzungen

Lokalanästhesie: Bei suffizient liegender PDA ist diese ausreichend.

Die Naht eines höhergradigen Dammrisses muss immer mit maximal guter Anästhesie durchgeführt werden. Dafür kann die vorhandene PDA genutzt werden, oder es ist eine Intubationsnarkose notwendig.

3.12.4 Naht bei Scheiden- und Dammverletzungen Grad I und II

- ausreichende Analgesie mittels Lokalinfiltration entlang der Wundränder;
- Darstellung des oberen Wundwinkels (Abbildung 3.5).
- Fortlaufende Naht der Scheidenverletzung bis zum Hymenalsaum (Abbildung 3.6):
  - Nahtbeginn 0,5–1 cm erfolgt oberhalb des Wundwinkels.
  - Die Stiche (horizontale Stichrichtung) sind nach der Regel 1 cm/1 cm/1 cm zu setzen:
    - *1 cm Abstand* vom letzten Einstich halten;
    - *1 cm lateral* des Wundrandes ein- und ausstechen;
    - *1 cm tief* das Gewebe beidseits greifen.

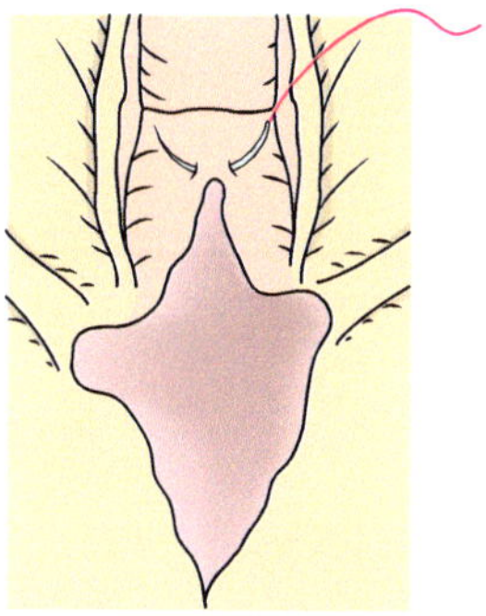

Abb. 3.5: Nahtbeginn oberhalb des Wundwinkels.

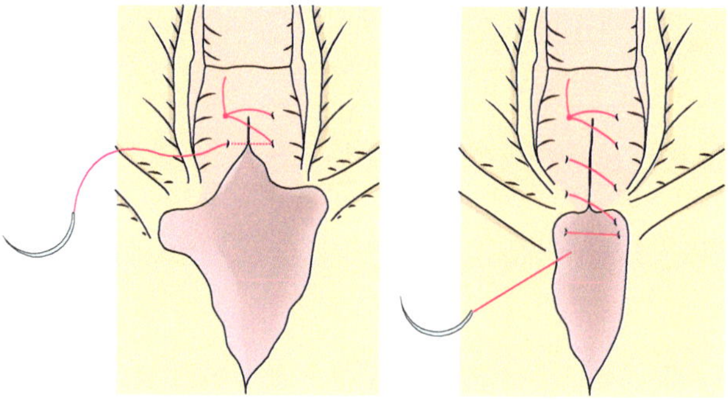

Abb. 3.6: Fortlaufende Naht bis zum Hymenalsaum.

- Dann beginnt die tiefe Dammnaht mit demselben Faden (Abbildung 3.7):
  - Mitnahme der tiefen Muskelschichten (Musculus bulbospongiosus und des Musculus transversus perinei);
  - vertikale Stichrichtung;
  - in der Regel reichen drei bis fünf Stiche.

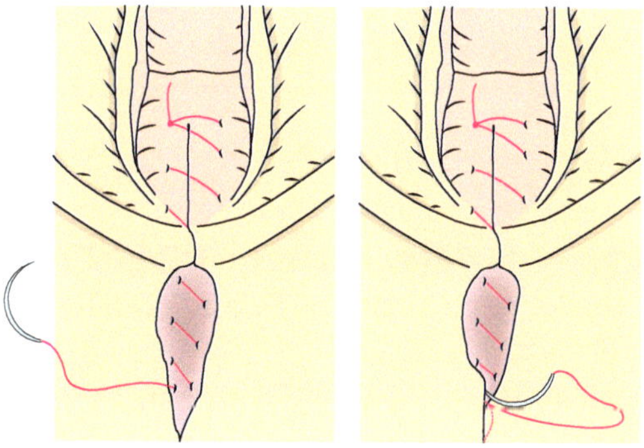

Abb. 3.7: Die tiefe Dammnaht.

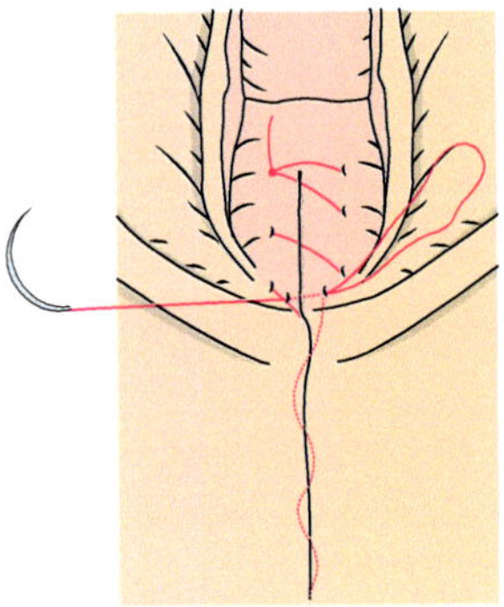

Abb. 3.8: Die Intrakutannaht.

- Nun erfolgt die Intrakutannaht; dabei ausreichend intrakutanes Gewebe greifen (Abbildung 3.8).

- rektale digitale Kontrolle: Ausschluss von Fäden im Rektum;
- Funduskontrolle;
- gegebenenfalls Entfernung des Tampons;
- Zählkontrolle der Tupfer.

3.12.5 Naht bei Labienrissen und klitorisnahen Rissen

- Es erfolgt eine Infiltration der Wundränder.
- Bei urethranahen Verletzungen Schienung der Urethra mit Einmalkatheter während der Naht, um eine Verengung oder Verletzung der Urethra durch die Naht zu vermeiden.
- Fortlaufende Naht der Verletzung, dabei Erhalt/Wiederherstellung der Anatomie beachten.
- Quere Einrisse der Labien sind fortlaufend beidseits zu nähen, also nur unter Erfassung der Haut – keine durchgreifende einseitige Naht!
- Gegebenenfalls muss der Einmalkatheter entfernt werden.

3.12.6 Naht bei Dammriss Grad III und IV

(Siehe auch aktuelle DGGG-/AWMF-Leitlinie (http://www.awmf.org/uploads/tx_szleitlinien/015-079l_S1_Dammriss_III__IV_Grades_nach_vaginaler_Geburt_2014-10.pdf).)
- Die Operation erfolgt durch einen Facharzt.
- Antibiotikaprophylaxe mit Sultamicillin (Unacid®) 3 g intravenös als Erstdosis verabreichen, Erhaltungsdosis 1,5 g alle 8 h; alternativ 2 g Ceftriaxon alle 24 h.
- Die Antibiotikagabe sollte bis 24 h nach der Versorgung fortgesetzt werden.

3.12.6.1 OP-Verlauf

Die Operation nur mit Assistenz durchführen!

- Einleiten der Vollnarkose bzw. Aufspritzen der PDA;
- steriles Abdecken und Desinfektion;
- Darstellen der Wunde; rektale Untersuchung mit besonderem Augenmerk auf höher liegende Darmverletzungen (Knopflochverletzung);

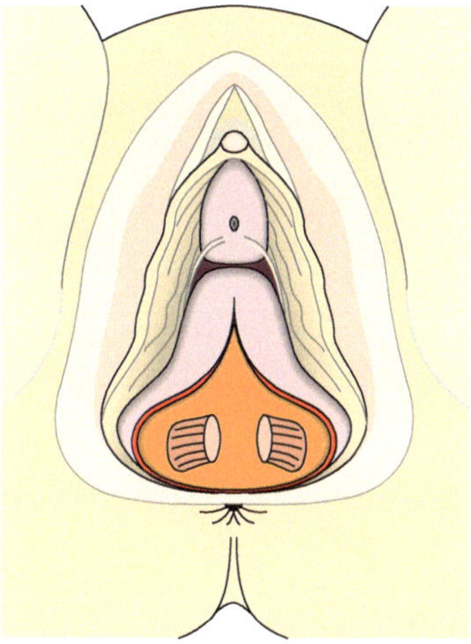

Abb. 3.9: Ausgangssituation.

- gegebenenfalls Einlegen eines großen Scheidentampons;
- Anklemmen der Enden des Muskulus Sphinkter ani externus mit Moskitoklemmen und Anziehen derselben;

Cave: Dadurch legt sich eine eventuelle Verletzung der Rektalschleimhaut bereits aneinander.

- Eingehen in das Rektum mit ein bis zwei Fingern. Dadurch können die zu versorgenden Gewebeschichten besser dargestellt werden.

3.12.6.2 Bei Dammriss Grad IV

- Zunächst Naht der Rektalschleimhaut in Einzelknöpfen unter Aussparung der Mukosa durch Adaptation des perirektalen Bindegewebes von proximal nach distal bis zur Analhaut. Abstand je 0,75 cm. Nahtmaterial Vicryl 3/0.
- Handschuhwechsel nach jeder rektalen Untersuchung;
- weiter wie bei Dammriss Grad III

3.12.6.3 Bei Dammriss Grad III

- *Sphinkterkanal:* zunächst Rekonstruktion im posterioren Bereich;
- *Perimysium:* posteriore Adaptation des Perimysiums;

- *Muskelenden:* Rückstichnähte vorlegen oder Overlapp-Technik (je nach anatomischer Bedingung sollte die Methode gewählt werden) (Abbildung 3.10 und 3.11);
- *Adaptation der Muskelenden*: Anziehen und Knoten der vorgelegten Nähte;
- *Perimysium:* anteriore Adaptation des Perimysiums;
- *Sphinkterkanal:* Rekonstruktion des anterioren Bereichs.

Anmerkung: Eine Differenzierung von Perimysium und Sphinkterkanal gelingt nicht in allen Fällen, dann wird da keine Unterscheidung vorgenommen.

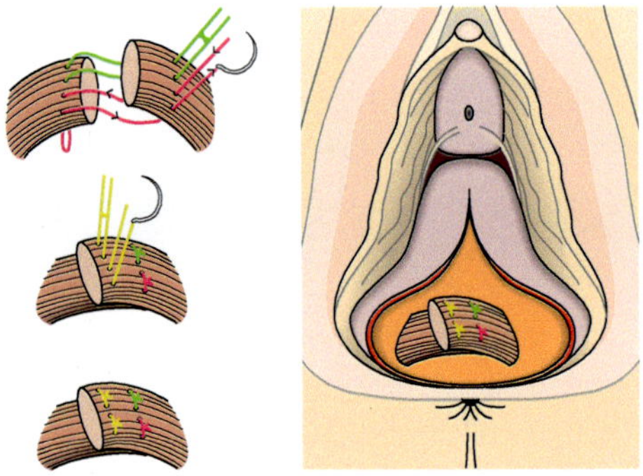

Abb. 3.10: Überlappende Technik.

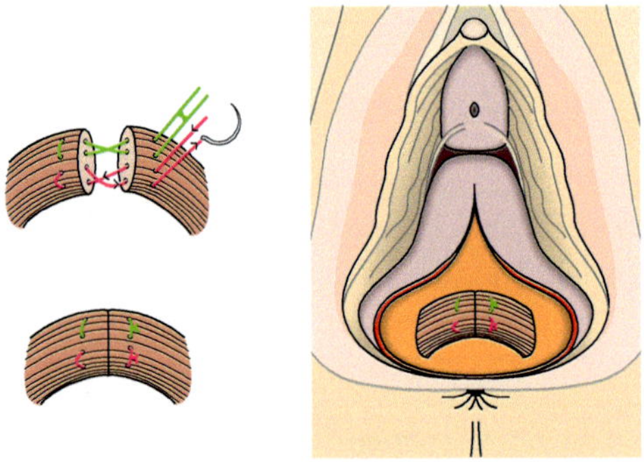

Abb. 3.11: Stoß-auf-Stoß-Technik.

- Nochmaliges Eingehen rektal, um den Sphinkterwulst zu tasten, es ist auf Lücken zu achten.
- Kontrolle auf durchgestochenen Nähte, im positiven Fall: Die Naht eröffnen und eine erneute Naht nähen.
  - Darauf achten, dass alle durchgestochenen Fäden entfernt werden (hohe Gefahr der Entstehung von Rektum-Vaginal-Fisteln).
- Anschließend erfolgt eine weitere Versorgung der Geburtsverletzung.

- Erneute rektale digitale Kontrolle: Ausschluss von Fäden im Rektum. Entfernung des Tampons
- Zum Schluss wird die Funduskontrolle durchgeführt.

3.12.6.4 Postoperatives Management/Nachbehandlung des Dammrisses Grad III

- Antibiotikaprophylaxe perioperativ (einmalige Gabe von 3 g Sultamicillin (Unacid®) oder bei Penicillinallergie Ceftriaxon einmal 2 g) oder bis zu drei Tagen.
- Stuhlgangregulation mit z. B. Bifiteral zwei bis drei Esslöffel pro Tag für fünf bis sieben Tage oder Magnesium verla® N, dreimal drei Dragees verabreichen.
- Ausreichende Schmerzmedikation veranlassen (24 h obligat, danach bei Bedarf) mit NSAR, z. B. Ibuprofen dreimal 400 mg, Diclofenac (Dolormin®) zweimal 75 mg.
- Nachbesprechung mit der Patientin durch den Operateur muss erfolgen.
- Vorstellung Urogynäkologie/Beckenbodenzentrum: Nach Entlassung dort Termin vereinbaren. Die Vorstellung soll zeitnah nach der Geburt erfolgen. Informationsflyer aushändigen.
- Entlassungsuntersuchung durch den Facharzt mit Dokumentation des Sphinktertonus und Aufklärung über Vorgehen bei auftretenden oder bleibenden Problemen.

3.13 Sectio caesarea

3.13.1 Geplante (primäre) Sectio

- Indikation durch Oberarzt/Facharzt, in der Regel im Rahmen der Geburtsplanung in der Sprechstunde.
- Vorstationäre Sectiovorbereitung:
  - Sectioaufklärung
  - Anästhesievorstellung
  - Krankenblatt anlegen
  - Blut abnehmen
  - Termin vergeben
  - OP-Anmeldung im OP-Plan
- Am Tag der Sectio:

3.13.1.1 Kreißsaalarzt

- Eine Lagekontrolle bei BEL durchführen.
- Der Operateur kontrolliert, ob alle Aufklärungen erfolgt sind und vergewissert sich über Indikation, Voroperationen, Kindslage, Plazentasitz und sonstige Besonderheiten.

- Die Anästhesie und die OP-Schwestern informieren.
- Pädiater, falls benötigt, hinzuziehen.
- Eine intravenösen Zugang legen, Kreuzblut abnehmen (in Abhängigkeit vom Risikoprofil).
- Eine Antibiotikaprophylaxe veranlassen.

3.13.1.2 Ablauf Vorbereitung der Patientin und Übergabe im OP:

- Übergabe der Patientin durch die Hebamme an die OP-Schwestern zur Lagerung im OP. Lagerung, Abwaschen und Anlage eines Blasenkatheters bei der Patientin. Betreuung der Patientin während der Spinalanästhesieanlage durch die Hebamme, fetale Überwachung und Abnahme des Kinds durch die Hebamme.
- Eine perioperative Antibiotikagabe veranlassen.

3.13.1.3 Technische Durchführung einer Sectio caesarea (in Anlehnung an Misgav-Ladach)

- Checkliste prüfen;
- Team time out:
  - Mögliche Risiken mit dem Team teilen.
  - Geplantes Verfahren / mögliche Abweichungen besprechen.
  - Position der Plazenta, (regelwidrige) Kindslage, MM-Weite überprüfen.
  - Ist das Team der Meinung, es handle sich um ein gefährdetes Kind → Neonatologie.
- querer Hautschnitt;
- stumpfe Durchtrennung der Subkutis;
- Inzision der Aponeurose und stumpfe Erweiterung;
- stumpfe, begrenzte Trennung der Rektusbereiche;
- Eröffnung des Peritoneum ohne vorherige Präparation und transversale stumpfe Erweiterung;
- Uterotomie mit dem Skalpell und stumpfe Erweiterung;
- Entwicklung des Kindes (Fritsch-Haken können vorher entfernt werden);
- Uterotonika;
- gegebenenfalls Hervorluxieren des Uterus vor die Bauchdecke;
- Setzen von langen geraden Klemmen und unmittelbares Anlegen von zwei Ecknähten;
- wenn möglich spontane Entwicklung der Plazenta, digitales Nachtasten, nur bei Verdacht auf Residuen: instrumentelle Nachtastung;
- fortlaufenden Naht zum Uterusverschluss unter Fassen des gesamten Myometriums;
- Toilette der Bauchhöhle, Inspektion der Adnexe und, wenn möglich, der Appendix vermiformis;

- Überprüfung der Vollständigkeit der Instrumente, Tücher und Tupfer; Kontrolle auf Bluttrockenheit;
- keine routinemäßige Adaptation des parietalen Peritoneum und der Musculi recti;
- Anlage von Ecknähten und einer fortlaufenden Naht zum Verschluss der Aponeurose;
- subkutane Adaptationsnähte nur im Einzelfall;
- Hautverschluss Intracutan/Klammernaht.

3.13.2 Die Notsectio

- Die „Notsectio“ wird bei lebensbedrohlichem Zustand von Mutter und/oder Kind indiziert.
- Zeitraum zwischen Indikationsstellung und Geburt (EE-Zeit) sollte idealerweise 10 min nicht überschreiten und darf keinesfalls mehr als 20 min betragen.
- Das gesamte abkömmliche Kreißsaalteam stellt sich zur Vorbereitung der OP zur Verfügung und sorgt für eine rasche Entbindung.
- Die Abläufe sollten in einer SOP definiert sein und müssen bei Eintreten des Falles von einer verantwortlichen Person koordiniert und geführt werden.

Ziel: Entwicklung des Kindes so schnell wie möglich, Ziel-EE-Zeit optimal ≤ 10 min.

3.13.2.1 Indikation durch Oberarzt/ diensthabenden Facharzt

- Alarmierung Anästhesie, OP-Team, Kinderarzt;
- Fenoterol (Notfalltokolyse) bei kindlicher Indikation;
- Desinfektion notfallmäßig (Desinfektionsmittel großzügig über das OP-Gebiet verteilen);
- OP-Team: keine Waschung, nur Desinfektion, doppelte Handschuhe.

3.13.2.2 Besonderheiten bei sekundärer Sectio:

- Die sekundäre Sectio wird durch den erfahrenen Facharzt/Oberarzt indiziert und dokumentiert.
- Er entscheidet über das Zeitfenster, in dem die Sectio erfolgen muss und teilt dies der betreuenden Hebamme und dem Assistenzarzt sowie auch weiteren Teammitgliedern (OP-Schwester, Anästhesie) mit.
- Je nach Dringlichkeit kann eine Vollnarkose nötig sein.
  Gegebenenfalls kann eine liegende PDA aufgespritzt werden.

- Je nach Dringlichkeit erfolgt parallel zur Vorbereitung der Patientin eine der Situation angemessene OP-Aufklärung durch den Arzt.
- Eine Antibiose verabreichen.
- CTG-Kontrolle bis zum Transport in den OP durchführen.

3.13.3 Perioperative Antibiose

- Niedrigrisiko: einmalig Cefuroxim 1,5 g intravenös/Ceftriaxon 2 g intravenös;
- β-Lactam-Allergie, Niedrigrisiko: einmalig Clindamycin 600 mg;
- Laufende Antibiose: Fortsetzung perioperativ, gegebenenfalls auch postoperativ.

3.13.4 Intra-/Postoperative Atonieprophylaxe

- Oxytocin (Syntocinon®) 6 IE in 100 ml NaCl als Kurzinfusion nach Kindsentwicklung. Bei unzureichender Kontraktion 10 IE/ 500 ml Jonosteril/Ringerlaktat per Infusomat (Beginn mit maximaler Infusionsgeschwindigkeit, schrittweise Reduktion, Verlegung mit 40 ml/h, Ziel: Fortsetzung über weitere 5–6 h postoperativ);
- gegebenenfalls Carbetocin (Pabal®) (bei Sectio in PDA).

3.13.5 Thromboseprophylaxe

In der Regel im Niedrigrisikokollektiv: Clexane® 40 (Enoxaparin) (gegebenenfalls gewichtsadaptiert) subkutan, beginnend 4 h postoperativ für insgesamt fünf Tage, immer Anti-Thormbose-Strümpfe (ATS) (siehe auch Abschnitte 2.7 und 4.1.4).

3.14 Vaginal-operative Entbindung: Forceps/Vakuumextraktion

Indikation durch den Facharzt
Vorbedingungen:
- Schädellage;
- Ausschluss mentoposteriore Deflexionslage (Sectioindikation!);
- vollständig eröffneter MM;
- Fruchtblase muss eröffnet sein;
- Kopf muss auf Beckenboden oder Beckenmitte stehen (Leitstelle mindestens I + 2).

3.14.1 Wahl des Verfahrens

Erfahrung des Operateurs, *darüber hinaus:*
Vakuumextraktion bevorzugen bei:
- Verharren im tiefen Querstand;
- > 35. SSW.

3.14.2 Vorgehen

- Harnblase entleeren;
- Kinderarzt zur Geburt anwesend;
- Anlegen von Forceps/Saugglocke;
- Nachtasten (Vakuum);
- Probezug;
- großzügige Indikation zur mediolateralen Episiotomie, immer bei regelwidrigem Austrittsmechanismus (hintere Hinterhauptslage, Vorderhauptslage);
- Wehensynchrone Traktion, gegebenenfalls Kristeller-Unterstützung (die Patientin muss mitpressen);
- anschließend Zervixrevision (nur nach Forceps nötig);
- OP-Dokumentation erstellen.

3.15 Schulterdystokie

3.15.1 Definition

Geburtshilflicher Notfall! Geburtsstillstand nach der Geburt des Kopfes infolge ungenügender Schulterdrehung bei hohem Schultergeradstand (Beckeneingang) oder – selten – tiefem Schulterquerstand (Beckenausgang).

Häufigkeit: 0,1–0,6 %

3.15.2 Riskofaktoren

Adipositas, starke Gewichtszunahme (> 15 kg), Parität, Diabetes mellitus, fetale Makrosomie, protrahierte Austreibungsphase, vaginal-operative Geburtsbeendigung, rascher Geburtsverlauf.

Aber: In der Mehrzahl der Fälle tritt eine Schulterdystokie bei Gebärenden ohne prädisponierenden Risikofaktoren auf.

3.15.3 Komplikationen

- perinatale Asphyxie
- Plexus brachialis-Schädigung:

Parese: 1 : 1000 Geburten, passagere Funktionsausfall durch Zerrung oder Quetschung des Nervenstrangs, meist restitutio ad integrum innerhalb des ersten Lebensjahres nach physiotherapeutisch-physikalischen Maßnahmen, selten neuromotorische Restzustände.

Paralyse: 1 : 10.000 Geburten, dauerhafter Funktionsausfall durch Nervenwurzelausriss in den Segmenten C6/ C7(Typ Erb), seltener auch C7/T2 (Typ Klumpke), Verbesserung der neuromotorischen Funktion durch neurochirurgische Operationen möglich.

3.15.4 Grundsätze

- *Ruhe bewahren*
- *Hilfe holen:* Erfahrensten Geburtshelfer und Hebamme hinzuziehen, Pädiater und Anästhesieteam informieren.
- *Geburt stoppen:* kein Zug am Kopf, kein Oxytocin, keine Kristeller-Hilfe, kein Mitpressen.
- Kreißende und Partner in klaren Worten informieren.

3.15.5 Management

1. Beckenhochlagerung und Walchersche Hängelagerung;
2. McRoberts-Manöver, gegebenenfalls Gaskin-Manöver;
3. Rubin-Manöver: Rotation der vorderen Schulter oder
4. Woods- Manöver: Rotation der hinteren Schulter;
5. Dudenhausen-Manöver: Lösung des hinten gelegenen Armes.

Durchführung der Handgriffe siehe http://www.dgpgm.de/lehrfilm-schulterdystokie.html.

3.15.6 Dokumentation

Aufgrund des hohen medikolegalen Risikos ist eine exakte, gemeinsame Dokumentation von Frauenärzten, Hebammen und Kinderärzten erforderlich (Abbildung 3.12).

Dokumentationsbogen bei Schulterdystokie

Persönliche Daten:

Klebchen
Verantw./HZ

Risikofaktoren:	***Facharztstandard zur Geburt hergestellt***		☐	*Kürzel*
Mütterliche Adipositas	☐	BMI:		
Diabetes mellitus	☐			
Übertragung	☐	GA:		
Exzessive Gewichtszunahme	☐	Zunahme in kg:		
hohes Kindsgewicht	☐	Schätzgewicht:		
Z. n. Schulterdystokie	☐			
Vaginal – operative Entbindung	☐			
Protrahierte Geburt	☐	A/P (> 2h):		
Aufklärung bei SG > 4500 g	☐			
Aufklärung bei SG > 4000 g **+ RF**	☐			
Dokumentation am:	um:	durch:		*Kürzel*

Behandlungsabfolge

Basismaßnahmen: ***Ruhe bewahren! Kein Zug am Kopf, nicht kristellern!***

		Zeitpunkt	*Kürzel*
Diagnose		-----:-----	________
Position		-----:-----	
Laufende Oxytocininfusion beendet	☐	-----:-----	________
Beckenhochlagerung	☐	-----:-----	________
Facharzt informieren (F/A)	☐	-----:-----	________
Kinderarzt informieren (Neo)	☐	-----:-----	________
Erfahrenste Hebamme informiert	☐	-----:-----	________
Bewegungsmanöver			
Mc Roberts Manöver	**Anz.:**	-----:-----	________
Gaskin Manöver	☐	-----:-----	________
Zeitpunkt Eintreffen F/A		-----:-----	________
Zeitpunkt Eintreffen Neo		-----:-----	________

Abb. 3.12: Vorschlag Protokoll Schulterdystokie.

		Zeitpunkt	Kürzel
Erweiterte Maßnahmen			
Akuttokolyse aufziehen	☐	------:------	________
Zugang legen, wenn nicht vorhanden	☐	------:------	________
Akuttokolyse durchführen	☐	------:------	________
Suprasymphysärer Druck	☐	------:------	________
Anästhesie informieren	☐	------:------	________
________ Episiotomie anlegen/erweitern	☐	------:------	________
Woods Manöver (hintere Schulter)	☐	------:------	________
Rubin Manöver (vordere Schulter)	☐	------:------	________
Eintreffen Anästhesie		------:------	________
Ultima ratio			
Digitale Klavikulafraktur	☐	------:------	________
ITN im Kreißbett	☐	------:------	________
Symphysiotomie	☐	------:------	________
Outcome			
Geburt des Kindes		------:------	
APGAR	----------/----------/------		
pH der NA	----------		
Gewicht	----------g		

Klinische Auffälligkeiten im Rahmen der pädiatrischen U 1:

Zeitpunkt der Dokumentation am: um: von:

Bestätigt durch Vernatwortliche:

________________________ ________________________

Kreißsaalarzt/-ärztin — *Hz. Stempel, Datum, Uhrzeit*

Hebamme — *Hz. Stempel, Datum, Uhrzeit*

________________________ ________________________

Fach-/Oberarzt/-ärztin — *Hz. Stempel, Datum, Uhrzeit*

Kinderarzt/-ärztin — *Hz. Stempel, Datum, Uhrzeit*

Diese Dokumentation gilt als Anlage zum Partogramm.

Abb. 3.12 (fortgesetzt): Vorschlag Protokoll Schulterdystokie.

3.16 Postpartale Blutung

3.16.1 Definition

Eine Post-partum-Hämorrhagie (postpartale Blutung, PPH) liegt vor
- bei einem Blutverlust > 500 ml nach vaginaler Geburt;
- bei einem Blutverlust > 1000 ml nach Sectio caesarea.

3.16.2 Häufigkeit

Die Inzidenz der postpartalen Hämorrhagie (PPH) steigt kontinuierlich (Zunahme von Uterusatonien und Plazentaimplantationsstörungen, steigende Raten an vaginaloperativen und Kaiserschnittentbindungen).

Lebensbedrohliche postpartale Blutungen betreffen in der westlichen Welt ca. 2 : 1000 Geburten, hinzu kommt die schwere maternale Morbidität bei ca. 3 : 1000 Geburten. Die PPH ist damit Ursache für ca. 13–15 % aller maternalen Todesfälle in industrialisierten Ländern.

3.16.3 Ursachen

Die Ursachen der PPH werden nach den „vier Ts" eingeteilt (Kombinationen dieser Ursachen sind die Regel; Tabelle 3.2):
- Tonus (postpartale Uterusatonie);
- Trauma (Verletzung der Geburtswege);
- Tissue (Plazentarest oder Lösungsstörung);
- Thrombin (Dekompensation der Gerinnung, Koagulopathie).

Tab. 3.2: Ursachenhäufigkeit von postpartalen Blutungen innerhalb der ersten 24 h (Kombinationen möglich).

Häufigkeit bedeutsamer postpartaler Blutungen Ursachen von Blutungen innerhalb der ersten 24 h post partum	**1–2 %**
Uterusatonie	75–90 %
Verletzungen des unteren Genitaltraktes	5–10 %
Plazentaretention	5–10 %
Uterusruptur	< 2 %
Implantationsstörung (Placenta ac-in-percreta)	< 1 %
Uterusinversion	< 1 %
Primäre Koagulopathie	< 1 %

Cave: Jede länger anhaltende Blutung führt zur DIC (disseminierte intravasale Koagulopathie).

3.16.4 Risikostratifizierung

Relevante Blutparameter: HB, Tc, Quick, PTT, Fibrinogen, AT-III, (ROTEM®) (Tabelle 3.3).

Tab. 3.3: Risikofaktoren für das Auftreten postpartaler Blutungen.

Geringes Risiko	Mittleres Risiko	Hohes Risiko
Kein vorangegangener Uterusschnitt	Vorangegangener Kaiserschnitt oder Uterusoperation	Placenta praevia, tiefliegende Plazenta
Einzelschwangerschaft	Mehrlingsschwangerschaft	Verdacht auf Placenta accreta oder percreta
≤ 4 Vaginalgeburten	> 4 Vaginalgeburten	Hämatokrit < 30 *und* weitere Risikofaktoren
Keine bekannte Blutgerinnungsstörung	Chorioamnionitis	Thrombozyten < 100.000
Keine bisherige postpartale Blutung	Vorangegangene postpartale Blutung	Hämorrhagische Blutung
	Große Uterusmyome	Bekannte Koagulopathie
	Geschätztes Fetalgewicht über 4 kg	
	Adipositas (BMI > 35)	
Zu bestimmende Laborparameter		
Nur Gerinnung	*„Type and Screen“:* *Blutgruppe ABO/Rh* *AK-Suchtest*	*„Type and Cross“:* *Blutgruppe ABO/Rh* *Kreuzprobe*

Ziel des geburtshilflichen Handelns soll die Prävention und die rechtzeitige Therapie klinisch relevanter peripartaler Blutungen zur Senkung der mütterlichen Morbidität und Mortalität sein.

3.16.5 Prävention

Aktive Leitung der Nachgeburtsperiode: Oxytocingabe 3 IE langsam intravenös (oder Kurzinfusion):
- reduziert 50–70 % der verstärkten PPH;
- reduziert die Notwendigkeit der therapeutischen Oxytocingabe um 50 %.

POSTPARTALE BLUTUNG | Handlungsalgorithmus

nach vaginaler Geburt oder in der postoperativen Überwachungsphase nach Sectio caesarea
© 2011: PPH-KONSENSUS – Gruppe (D-A-Ch)

klinische Symptome	allgemeine/operative Maßnahmen	Medikamente

STEP 1

Dauer max. 30 min nach Diagnosestellung

HINZUZIEHEN Oberarzt | Facharzt Geburtshilfe | INFORMATION Anästhesie

Klinische Symptome:

- **vaginale Blutung**
  >500 ml nach vaginaler Geburt
  >1000 ml nach Sectio caesarea

  CAVE: Unterschätzung
  ! Messsystem !
- **Patientin kreislaufstabil**

Allgemeine/operative Maßnahmen:

- 2 i.v.-Zugänge (mindestens 1 großlumiger)
- Kreuzprobe/Notfalllabor/EKGs bereitstellen
- Volumengabe (z.B. Kristalloide/Kolloide)
- Blase katheterisieren
- Blutverlust messen
- rasche Abklärung der Blutungsursache (4T's)
  - Uterustonus (Tonus-Atonie?)
  - Plazentainspektion (Tissue-Plazentarest?)
  - Speculumeinstellung (Trauma-Geburtskanal?)
  - Gerinnung (Thrombin-Laborwerte?)
- Uteruskompression – Ultraschall

P A R A L L E L

Medikamente:

- OXYTOCIN
  3-5 IE (1 Ampullen) als Kurzinfusion und 40 IE in 30 min (Infusion/Perfusor)

ODER

- CARBETOCIN (Off-Label-Use)
  100 µg (1 Ampullen) in 100 ml NaCl 0,9% als Kurzinfusion

bei starker persistierender Blutung STEP 2,
bei moderat persistierender Blutung evtl.

- MISOPROSTOL (Off-Label-Use)
  800 µg (4 Tabletten á 200 µg) rektal

STEP 2

Dauer max. weitere 30 min (=60 min nach Diagnosestellung)

HINZUZIEHEN Anästhesie | Alarmierung OP Team | ORGANISATIN OP-Saal
TRANSFERKRITERIEN überdenken

Klinische Symptome:

- **anhaltend schwere Blutung**
- **Patientin kreislaufstabil**

Allgemeine/operative Maßnahmen:

- OP-Vorbereitung
- Ausschluss Uterusruptur
  - Nachtastung / Ultraschall
- bei V. a. Plazentarest (nach US oder Inspektion)
  - manuelle Nachtastung
  - ggf. Kürettage (Ultraschall-Kontrolle)

Medikamente:

Bestellung FFP/EK/TK
(kreuzen und in den Kreissaal/OP bringen lassen)

- SULPROSTON
  500 µg (1 Ampulle; max. 3 Ampullen pro 24 h)
  nur über Infusomat/Perfusor
- 2 g TRANEXAMSÄURE i.v.
  vor Fibrinogengabe

Bei persistierender schwerer Blutung (ca. 1500 ml Gesamtblutverlust)

- FIBRINOGEN 2–4 g
- FFP / EK erwägen

STEP 3

TRANSFERKRITERIEN überdenken | HINZUZIEHEN Oberarzt Anästhesie
INFORMATION der bestmöglichen personellen Expertise

Klinische Symptome:

- **therapierefraktäre schwere Blutung und kreislaufstabile Patientin**

oder

- **hämorrhagischer Schock**

ZIEL

- hämodynamische Stabilisierung (temporärer) Blutungsstop
- Optimierung von Gerinnung und
- Erythrozytenkonzentration
- Organisation von STEP 4

Allgemeine/operative Maßnahmen:

CAVUMTAMPONADE

BALLONAPPLIKATION

- Balloneinführung unter Ultraschallkontrolle
- ausreichendes Auffüllen des Ballons (Sulproston weiter)
- leichten Zug applizieren
- alternativ Streifentamponade

BLUTUNGSSTOP

- Intensivüberwachung
- BALLONDEBLOCKADE nach 12–24 Std. (ggf. nach Transfer im Zentrum)

PERSISTIERENDE oder ERNEUTE BLUTUNG

- (Blutung bei liegendem Ballon oder nach Deblockade)
- ggf. erneute Ballonapplikation (bridging)
- obligat STEP 4

Medikamente:

ZIELKRITERIEN

Hämoglobin	> 8–10 g/dl (5–6,2 mmol/l)
Thrombozyten	> 50 Gpt/l
RR systolisch	> 80 mmHg
pH	> 7,2
Temperatur	> 35°C
Calcium	> 0,8 mmol/l

STEP 4

HINZUZIEHEN der bestmöglichen personellen Expertise

Klinische Symptome:

- **persistierende Blutung**

Definitive Versorgung | (chirurgische) Therapie

KREISLAUFINSTABILITÄT

BLUTSTILLUNG
↓ Laparotomie/Gefäßklemmen/Kompression
STABILISIERUNG →
Kreislauf/Temperatur/Gerinnung
eventuell rekomb. Faktor VIIa

KREISLAUFSTABILITÄT

DEFINITIVE CHIRURGISCHE THERAPIE
Kompressionsnähte
Gefäßligaturen
Hysterektomie
EMBOLISATION

Transferkriterien

- Fehlen von operativem oder interventionellem Equipment oder fehlende Anwesenheit von geschultem Personal
- temporärer Blutungsstop durch Cavumtamponade
- hämodynamische Transportstabilität der Patientin
- existierende SOP zw. Zielkrankenhaus und transferierendem Krankenhaus

rekombinanter Faktor VIIa
(! Off-Label-Use !)

- initial 90 µg/kg KG (Bolus)
- ggf. Wiederholungsdosis bei persistierender Blutung nach 20 min

Voraussetzungen

pH	> 7,2
Fibrinogen	> 1,5 g/l
Thrombozyten	> 50 Gpt/l
Hyperfibrinolyse ausgeschlossen/therapiert	

Abb. 3.13: Management der PPH (PPH-Konsensus, siehe DACH-Algorithmus).

3.16.6 Basismanagement der postpartalen Blutung

- adäquater Venenzugang subpartal bei jeder Patientin;
- großlumige Zugänge bei Blutungskomplikationen;
- Blutverlust messen! (Cave: Blutverluste in Tüchern usw.);
- rasche Klärung der Blutungsursache („4 T's", Abschnitt 3.16.3);
- bei kritischem Blutverlust: Applikation von Uterotonika (bei Atonie) und Tranexamsäure;
- frühzeitiges Hinzuziehen eines Facharztes/Oberarztes und der Anästhesisten (multidisziplinäres Team – Aufgabenverteilung);
- ursachenabhängig medikamentöse und/oder chirurgische Therapie einleiten;
- Kontrolle der Vitalparameter, eventuell invasives Monitoring (Abbildung 3.13).

3.17 Plazentaretention

Ausbleiben der Plazentageburt nach > 30 min.

Die Entscheidung zur manuellen Plazentalösung muss bei starker Blutung *rasch* erfolgen, bei geringer Blutung nach 30 min beim Versagen der anderen Methoden. Bei längerem Abwarten steigt die Komplikationsrate rapide an. Bei erneuten Schwangerschaften besteht ein Wiederholungsrisiko einer Plazentaretention von > 30 %!

3.17.1 Management

- Blase entleeren
- Oxytocingabe
- Schonende Ausführung des Credé-Handgriffs (es wird über und hinter den Uterus gefasst und der Uterus nach unten gedrückt; Abbildung 3.14).
- Falls frustran → manuelle Plazentalösung einleiten:
  - Durchführung des Eingriffs im Kreiß- oder Operationssaal unter sterilen Bedingungen (Desinfektion, Blasenkatheter, Händedesinfektion, überlanger steriler Handschuh);
  - unter Ultraschallsicht und in ausreichender Anästhesie (PDA/Intubationsnarkose);
  - Antibiotikaprophylaxe verabreichen;
  - Eingehen ins Cavum uteri unter fundalem Gegendruck mit der anderen Hand;
  - Ablösen der Plazenta an ihrer Haftfläche am Myometrium;
  - Nachtastung mit der Hand, der Uterus sollte nach dem Eingriff gut kontrahiert sein;
  - instrumentelle Ausräumung nur in Ausnahmefällen.

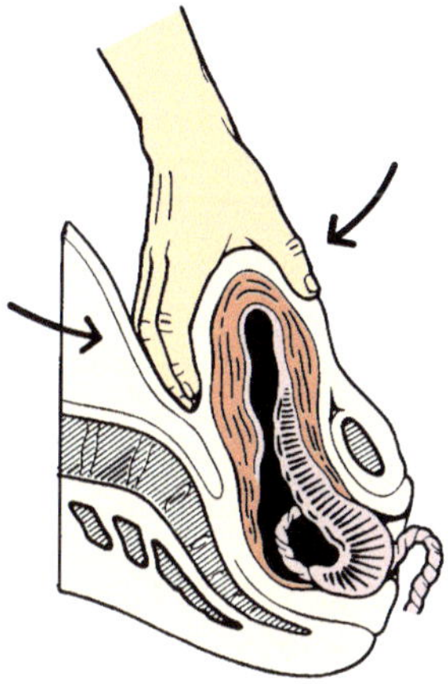

Abb. 3.14: Ausführung des Credé-Handgriffs (aus Dudenhausen: Practical Obstetrics. De Gruyter, Berlin, 2014).

- Durch die manuelle Lösung kann ein Zervixriss entstehen bzw. bestehende Damm- und Vaginalverletzungen können vergrößert werden.
- Die OP-Dokumentation erstellen.

3.18 Vorgehen bei intrauterinem Fruchttod

3.18.1 Ziele

- Würdevoller Umgang mit Fehlgeborenen, Totgeborenen und verstorbenen Lebendgeborenen im Rahmen der gesetzlichen Vorschriften und unter Verwirklichung einer individuellen und von den Sorgeberechtigten gewünschten Vorgehensweise.
- Gegebenenfalls Ursache abklären (Obduktion, Genetik).

3.18.2 Diagnose

- Ultraschall-/Doppleruntersuchung (Oberarzt/Frauenarzt anwesend) [Anmerkung: Die Patientin kann gegebenenfalls passive fetale Bewegungen spüren].
- Kontrolle der Plazenta durchführen (Lösungszeichen, Hämatom?).

3.18.3 Betreuung

- Falls Erstdiagnose in der Klinik UND Patientin allein → sofortiges Angebot, den Partner zu informieren und nach der Geburt Information des betreuenden Frauenarztes.
- Psychologische Unterstützung anbieten.

- Falls eine Blutung auftritt: *Notfall.*
- Falls keine Blutung auftritt: Management in Absprache mit der Patientin (gegebenenfalls exspektatives Management).

3.18.4 Diagnostik nach Feststellung des IUFT

- klinische Untersuchung durchführen
- Labor (inklusive Gerinnung) [zweimal pro Woche]:
  - eventuell als Ursache für IUFT;
  - Maternaler klinischer Zustand (wichtig bei exspektativem Vorgehen) → sofortiges Eingreifen, falls pathologische Befunde (Infektion, Präeklampsie, Abruptio placentae, drohende oder Anzeichen einer Gerinnungsstörung [10 % Risiko für DIC in den ersten vier Wochen nach IUFT]);
  - Gerinnung;
  - PE-/HELLP-Labor;
  - kleines Blutbild.
- Bei rhesusnegativen Schwangeren:
  - Rhesusprophylaxe
  - Kleihauer-Test zur Suche/Ausschluss einer fetomaternalen Transfusion;
  - falls fetomaternale Transfusion → Dosis des anti-D-Ig anpassen → Kleihauer-Test nach 48 h wiederholen.
- Ursachensuche (Obduktion, Genetik, GDM, Infektionsserologie, Schilddrüse, Thrombophilie) nach ausführlicher Aufklärung und „informed consent":
  - Information, dass in ca. 50 % kein Grund gefunden werden kann.
  - Information, dass die Ursachensuche wichtig ist: psychologisch und für das Management einer zukünftigen Schwangerschaft.
- Aufklärung/Information über (Cave: Eltern sind nicht vollumfänglich aufnahmefähig):
  - Gesetzliche Notwendigkeiten: Bestattungspflicht aller Fehlgeborenen durch die Klinik (Sammelbestattung, falls kein individueller Bestattungswunsch im eigenen Familiengrab besteht).
  - Bestattungspflicht der Eltern bei Überschreitung der landesspezifischen Grenzen (meist 500 g).
  - Medizinische Sinnhaftigkeit einer pathologisch-anatomischen Untersuchung auf Zustimmungsbasis bei Fehl- und Totgeborenen und verstorbenen Lebendgeborenen.
  - Die Möglichkeiten der Abschiednahme aufzeigen (z. B. Moseskorb, Trauerkarte mit Fußabdruck, Foto) und Begleitung durch die Hebamme, den Psychologen und den Klinikseelsorger.
  - Unterstützungsangebote bei der Trauerverarbeitung anbieten.

- Aufklärungsunterlagen:
  - Einleitung mit Prostaglandinen (Misoprostol (Cytotec®)/ Gemeprost (Cergem®));
  - Kürettage;
  - Anästhesieaufklärung (PDA; Intubationsnarkose);
  - genetische Untersuchung, Obduktion.

3.18.5 Geburtseinleitung und peripartales Management

- Management (sofern klinisch vertretbar und abhängig von geburtshilflicher Anamnese) in Absprache mit der Patientin.
- Rat zur raschen Entbindung bei Sepsiszeichen, Präeklampsie, Abruptio placentae oder Blasensprung, ansonsten ist gegebenenfalls ein exspektatives Vorgehen möglich (dann Verhaltensmaßregeln im Notfall).
- Vaginale Geburt anraten (Sectio nur im Not-/Ausnahmefall).
- Geburtseinleitung (Methode abhängig von geburtshilflicher Anamnese) → siehe Einleitung 2.12
  - Kombination Mifepriston (Mifegyne®) und Prostaglandine
- Bei Infektions-/Sepsiszeichen → intravenös Breitbandantibiotikum verabreichen.
- Keine Indikation für Routine-AB-Prophylaxe (auch nicht bei B-Streptokokken)
- Großzügige Analgesie/Anästhesie (PDA) durchführen.

3.18.6 Postpartales Management

- Abschiednahme empfehlen/ermöglichen (den Zeitrahmen bestimmen die Eltern);
- Fotodokumentation (klinisch-wissenschaftlich, Foto für die Eltern – falls vorhanden und gewünscht, Babyfotograf),
- Abstillen (Cabergolin (Dostinex®) zwei Tabletten);
- psychologische Unterstützung;
- Informationsmappe „unglückliche Geburt“ (inklusive Selbsthilfegruppen);
- Formalien regeln (gegebenenfalls bundeslandspezifisch):
  - Standesamt
  - Beerdigung
- Angebot der Nachbesprechung (vor allem nach Erhalt der Befunde) mit Aufzeigen der Betreuung in einer potenziellen Folgeschwangerschaft.

Für die Einhaltung der einschlägigen gesetzlichen Bestimmungen einschließlich der Dokumentation ist der diensthabende Arzt im Kreißsaal verantwortlich.

3.18.6.1 Für alle Totgeborenen (> 500/1000 g)/verstorbenen Lebendgeborenen

- Für alle Totgeborenen/verstorbenen Lebendgeborenen ist unverzüglich der Totenschein, der im Original bei der Leiche verbleibt, durch den verantwortlichen Facharzt im Kreißsaal auszufüllen (Kopie in das Krankenblatt).
- Autopsieantrag bei vereinbarter Obduktion ausfüllen (Kopie in das Krankenblatt).
- Histologieschein für die Pathologie zur Plazentaaufarbeitung vorbereiten.
- Die Überführung der Feten erfolgt nach ausreichend Zeit zur Abschiednahme durch die Eltern in unfixiertem Zustand auf Entscheidung des verantwortlichen geburtshilflichen Arztes.

3.18.6.2 Für Aborte und Fehlgeburt unter 500 g

- Es erfolgt die Ausstellung einer Fehlgeburtsbescheinung für die Patientin.
- Die Feststellung der gewünschten Vorgehensweise (Obduktion ja/ nein; individuelle Bestattung) und deren schriftliche Dokumentation entspricht der der Totgeborenen über 500 g und medizinisch induzierten Aborten. Die Dokumentation soll möglichst zeitnah unter Beachtung der psychischen Ausnahmesituation der Betroffenen bis spätestens zu deren Entlassung aus stationärer Betreuung erfolgen.
  - Das Original der Einverständniserklärung verbleibt beim Feten, eine Kopie wird den Betroffenen ausgehändigt sowie eine Kopie in der Krankenakte archiviert.
  - Mittels dem Histologieschein erfolgt die Überbringung der Plazenta in die Pathologie.

Personenstandsgesetz (PStG) http://bundesrecht.juris.de/pstg/

4 Betreuung der Wöchnerinnen

Das Wochenbett ist gekennzeichnet durch eine Reihe physischer und psychischer Veränderungen, die bei den allermeisten Wöchnerinnen im physiologischen Rahmen verlaufen und keiner medizinischen Intervention bedürfen. Ziel der Tätigkeit des Stationsarztes auf der Wochenstation ist die ärztliche Begleitung dieser Vorgänge durch anamnestische und klinische Maßnahmen, ergänzt durch ein Mindestmaß an darüber hinausgehenden laborchemischen und apparativen Untersuchungen, um die wenigen Frauen mit pathologischem Wochenbett aus dem Gros der Wöchnerinnen zu erkennen und entsprechend behandeln zu können. Dabei ist in erster Linie Fingerspitzengefühl gefragt. Die folgenden Leitlinien sollen hierbei Hilfestellung leisten und einen Standard festlegen. Es ist in begründeten Fällen gestattet, nach entsprechender Dokumentation von diesem Standard abzuweichen.

Zwischen Kreißsaal und Wochenstation besteht eine kritische Schnittstelle in der Betreuung von Mutter und Kind. Der Kreißsaalarzt trägt deshalb die Verantwortung für eine adäquate Informationsübermittlung bei Verlegung der Frau auf die Wochenstation. Dies gilt insbesondere bei Geburtspathologie sowie besonderen Risikokonstellation und umfasst die Festlegung des klinischen Managements. Der konkrete Ablauf und die Verantwortlichkeiten der beteiligten Berufsgruppen sollten in einer SOP verschriftlicht sein.

4.1 Betreuung im unauffälligen Wochenbett

4.1.1 Wochenbettvisite

Da das Wochenbett in der Regel ein physiologischer Vorgang ist, benötigt die Mehrzahl der Wöchnerinnen lediglich Unterstützung, Zuwendung und Beratung. Die ärztliche Visite dient daneben der frühzeitigen Erkennung und Behandlung von abweichenden/pathologischen Wochenbettverläufen.

Inhalte der Wochenbettvisite:

4.1.1.1 Kontrolle/Beachtung von

- Puls, Temperatur, gegebenenfalls Blutdruck;
- Miktion, Stuhlgang;
- Fundusstand (Abbildung 4.1), Lochialfluss (Stärke, Farbe, Geruch), Hb und Notwendigkeit einer Rhesusprophylaxe;
- Dokumentation des Abschlussgespräch und der Wochenbettbetreuung, insbesondere Besonderheiten und Festlegungen;
- Abschlussgespräch.

DOI 10.1515/9783110488845-004

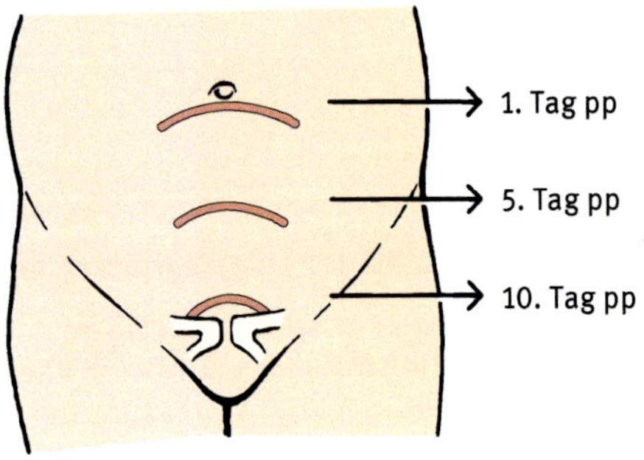

Abb. 4.1: Physiologischer Fundusstand in den ersten Wochenbetttagen (aus Dudenhausen: Practical Obstetrics. De Gruyter, Berlin, 2014).

Bei bekannten Komplikationen zusätzlich:
- Präeklampsie: Blutdruckprotokoll, gegebenenfalls Ein-/Ausfuhrkontrolle, Präeklampsie-/HELLP-Labor;
- GDM/makrosomes Kind: HbA1c-Bestimmung und gegebenenfalls BZ-Tagesprofil;
- PPH: Kreislaufmonitoring, gegebenenfalls wiederholte Hb-Kontrolle;
- nach Dammriss Grad III/IV: Stuhl- und Windkontinenz dokumentieren.

4.1.1.2 Klinische Untersuchung

- Nahtkontrolle und Dokumentation der Nahtkontrolle in der Regel am zweiten Wochenbetttag durch den Stationsarzt;
- Kontrolle Fundusstand täglich durch das Pflegepersonal;
- Nach Sectio: tägliche Kontrolle des Bauches bis zum sicheren Zeichen der Wiederaufnahme der Darmtätigkeit;
- gynäkologische Abschlussuntersuchung nur im Ausnahmefall bei höhergradigen Geburtsverletzungen, Abschlussuntersuchung nach Dammriss Grad III und IV oder Auffälligkeiten im Wochenbettverlauf durch den Facharzt;
- *Ultraschall: routinemäßig während des Aufenthaltes auf der Wochenstation nicht angezeigt.*

  Ausnahmen:
  - abschließende Bilddokumentation des Uterus bei Zustand nach manueller/instrumenteller Nachtastung vor Entlassung;
  - Kontrolle der mütterlichen Nieren bei bekanntem Zustand nach Harntransportstörung in der Schwangerschaft.

4.1.1.3 Stuhlgang

Nach unauffälliger Spontangeburt:
- Routinemäßiges Abführen im klinischen Wochenbett ist nicht notwendig.
- Gegebenenfalls Erleichterung des ersten Stuhlganges durch Supplementation von Laxans am dritten/vierten Tag möglich (Naht!).

Nach höhergradiger Dammverletzung:
- Stuhlgangregulation mit z. B. Lactulose (Bifiteral®) zwei bis drei Esslöffel/d für fünf bis sieben Tage oder Magnesium verla® N, dreimal drei Dragees;
- Kontinenz erfragen und dokumentieren.

Nach Sectio:
- Aktives Abführen nach spätestens 48–72 h, gegebenenfalls schon zuvor, wenn es klinisch angezeigt ist.

4.1.2 Schmerztherapie im Wochenbett

4.1.2.1 Schmerztherapie nach vaginaler Geburt
Abhängig von der Art der Schmerzen:
- *Bei Nachwehen:* Butylscopolaminiumbromid (Buscopan®/Buscopan plus®); Paracetamol verabreichen.
- *Bei Nahtbeschwerden nach Ausschluss einer Komplikation:* Kühlvorlagen, Homöopathie, Ibuprofen (bis dreimal 400 mg; fest für 48 h, unmittelbar nach dem Stillen einnehmen). Bei Schmerzfreiheit ist eine Reduktion möglich.
- *Bei Muskuloskelettalen Beschwerden* (Iliosakralgelenksyndrom, Symphyse etc.): Physiotherapie, gegebenenfalls Akupunktur, Ibuprofen (dreimal 400 mg fest für 48 h).

4.1.2.2 Schmerztherapie nach Sectio
- Eine *liegende Periduralkanüle* wird nach einer Sectio zur postoperativen Schmerztherapie belassen und zur postoperativen Schmerztherapie genutzt.
- Anschließend *postoperativ Ibuprofen 400 mg oral* (gegebenenfalls 600 rektal) *alle 6 h* für 48 h verabreichen.
- *Gegebenenfalls zusätzlich Piritramid (Dipidolor®) intravenös oder als Pumpe geben.*
  - *Viszeraler Schmerz bei Meteorismus nach Sectio:* begleitende Maßnahmen (Simeticon (Espumisan®), Kümmeltee, feuchte Wärme, Darmrohr, Klysma, Schwenkeinlauf, gegebenenfalls medikamentöse Darmstimulation) einleiten.

4.1.3 Anti-D-Prophylaxe

- Bei rhesusnegativer Blutgruppe der Mutter erfolgt die Bestimmung der kindlichen Blutgruppe aus dem Nabelschnurblut (Dokumentation der kindlichen Blutgruppe).
- Wenn das Kind rhesuspositiv ist, erhält die Mutter eine Ampulle oder Fertigspritze humanes Anti- D-Immunglobulin.
- Dokumentation von Chargennummer, Datum und Uhrzeit durchführen.
- Prophylaxe entfällt, wenn das Kind rhesusnegativ ist.

4.1.4 Thromboseprophylaxe

Allgemein gilt:
- Eine Wöchnerin ohne Risikofaktoren bedarf nach unauffälliger Spontangeburt keiner medikamentösen Thromboseprophylaxe.
- Eine Einzelfallabwägung ist zu treffen bei Besonderheiten wie hohem Blutverlust, längerer Immobilisation, ausgeprägten Ödemen, Varikosis. In diesen Fällen immer *Antithrombosestrümpfe* und gegebenenfalls Heparin verordnen.
- Frauen, die aufgrund von anamnestischen Risikofaktoren eine Prophylaxe während der Schwangerschaft durchgeführt haben, setzen diese im gesamten Wochenbett fort.
- Nach Sectio erfolgt im Regelfall eine fünftägige Prophylaxe mit Enoxaparin (Clexane®) in gewichtsadaptierter Dosis, begleitet vom Tragen von Antithrombosestrümpfen.
- Nach manueller Plazentalösung oder nach Kürettage bei Atonie erfolgt keine generelle Antithromboseprophylaxe.

(siehe auch Abschnitt 2.7 „Thrombembolische Erkrankung“)

4.1.5 Stillmanagement

Muttermilch bietet die beste Nährstoffzusammensetzung für das Neugeborene und belastet auch den Stoffwechsel des Frühgeborenen nicht. Muttermilch bietet einen umfassenden Immunitätsschutz gegen fast alle Infektionen in der Umgebung. Der Vorgang des Stillens ist durch den engen Kontakt zwischen Mutter und Kind ideal geeignet, die emotionale Bindung zwischen beiden zu prägen und zu vertiefen. Dem Stillen kommt demnach neben der ernährungsphysiologischen Seite eine nicht minder bedeutende psychosoziale Komponente zu. Darüber hinaus unterstützt das Stillen durch die Oxytocinausschüttung die Rückbildung des Uterus.

Stillen kann Allergien nicht verhindern, aber bei entsprechender Familienanamnese deren Schwere möglicherweise positiv beeinflussen.

Trotz der eindeutig überwiegenden Vorteile des Stillens und der Notwendigkeit eines positiven und engagierten Propagierens des Stillens darf nie ein Zwang zum Stillen oder ein Druck auf die Wöchnerin aufgebaut werden.

Das erste Anlegen des Kindes sollte unmittelbar nach der Geburt noch im Kreißsaal erfolgen. Das Kind wird dabei in Herzhöhe auf den Bauch der Mutter gelegt. Die Vorteile dieses frühen Anlegens bestehen im schnelleren Ingangkommen der Milchsekretion und einer physiologischen Anregung der Uteruskontraktion durch ausgeschüttetes Oxytocin. Nach dem ersten Schreien des Kindes nach der Geburt und einer großen Saugbereitschaft kann der Hunger des Kindes in den ersten 2–3 Lebenstagen durchaus gering sein, dagegen wird viel geschlafen. Ängste der Mutter, das Kind könne „verhungern“ sind jedoch unbegründet, da das Neugeborene in den ersten Lebenstagen in der Tat wenig Nahrung braucht und eine Abnahme des Körpergewichtes um 10% physiologisch ist. Danach kommt in der Regel ein fester Stillrhythmus in Gang, wobei man heute nicht auf fixe Uhrzeiten festgelegt ist, sondern das Kind zum Stillen anlegt, wenn es hungrig schreit („self demand feeding"). Nach einigen Wochen stellt sich automatisch ein Stillrhythmus mit längeren Pausen bei längeren Stillzeiten ein.

Wichtig ist eine für Mutter und Kind korrekte Position beim Stillen. Sowohl das Stillen im Liegen (Seiten- oder Rückenlage) als auch im Sitzen ist möglich. Eine bequeme Position (z.B. mit Stillkissen) und eine entspannte Atmosphäre sind für diese Situationen extrem wichtig.

Stillposition

Das Kind soll auf der Seite in den Armen der Mutter liegen, wobei Gesicht, Brust, Bauch und Knie der Mutter zugewendet sein sollten. Der Kopf des Kindes sollte in der mütterlichen Armbeuge und der untere Arm des Kindes um die mütterliche Taille liegen. Die mütterliche Hand, die das Kind hält, umfasst Gesäß und Oberschenkel.

Stillzeiten

90% der Mahlzeit werden in den ersten 4–7 Minuten getrunken, nach 15 Minuten dagegen nur noch wenig. Längere Stillzeiten sind zu vermeiden, da sie die Brustwarzen über Gebühr strapazieren. Es sollte stets wechselseitig gestillt werden. Eine konsequente Entleerung der Brust ist die beste Prophylaxe für einen Milchstau bzw. eine Mastitis.

Pflege

Eine sorgfältige Pflege und Hygiene der Brustwarzen (am besten unter kompetenter Anleitung einer nachsorgenden Hebamme) ist für das Wohlbefinden der Wöchnerin und die Vermeidung einer Keimansammlung als Ausgangspunkt einer Mastitis sehr wichtig. Tägliches Duschen oder Waschen ohne Seife, Verzicht auf desinfizierende Zusätze und das Antrocknenlassen des letzten Milchtropfens auf der Mamille sowie die Abdeckung der Brustwarzen mit trockenen Stilleinlagen sind unbedingt empfohlen.

4.1.5.1 Abstillen

Indikation

- Schwangerschaftsbeendigung > 15. SSW ohne lebendes Kind;
- medizinische Kontraindikation gegen Stillen (selten): im Einzelfall zu prüfen und zu dokumentieren;
- Wunsch der Frau.

Vorgehen

> Wenn möglich *Kolostrum gewinnen!*

Primäres Abstillen: Cabergolin (Dostinex®) zwei Tabletten per os vor dem Milcheinschuss;

Sekundäres Abstillen: Bromocriptin (Pravidel®) 2,5 mg Tabletten: einschleichend dosieren (beginnen mit zweimal eine halbe Tablette, steigern bis auf zweimal eine Tablette), Therapie für zwei Wochen beibehalten.

Zusätzliche Maßnahme: Brust straff halten, Salbeitee, Flüssigkeitsrestriktion.

4.1.6 Psychosoziale Besonderheiten im Wochenbett

In folgenden Situationen ist die Notwendigkeit einer psychologischen Nachbetreuung durch die Psychologin zu prüfen und zu veranlassen:
- Frühgeburt und Schwangerschaftskomplikationen;
- kindliche Fehlbildungen;
- IUFT;
- Schwangerschaftsabbruch;
- Bindungsstörungen;
- bekannte psychische Störungen;
- Erlebnis einer (potenziell) lebensbedrohlichen Situation durch die Wöchnerin im Rahmen der Geburt.

In diesen Fällen kann auch die Nachbetreuung durch eine Familienhebamme und die Einbeziehung des psychologischen Dienstes notwendig und hilfreich sein.

4.1.7 Inhalt des ärztlichen Abschlussgespräches

- *Das Abschlussgespräch muss dokumentiert werden. Eine Checkliste ist sinnvoll.*
- *Das Abschlussgespräch beinhaltet unter Umständen auch die Nachbesprechung des Geburtsverlaufes.*
- Klärung der Hebammennachsorge;
- Zeitschiene der kinderärztlichen Vorsorgeuntersuchungen;
- Stillamenorrhoe;
- kontrazeptive Sicherheit während des Stillens, ergänzende kontrazeptive Methoden im Wochenbett und während der Stillzeit;
- Verlauf der Lochien;
- hygienische Grundprinzipien;

- Maß der körperlichen Belastung im Wochenbett;
- Information über auffällige Symptome, bei deren Auftreten Hebammenhilfe/ärztlicher Rat eingeholt werden sollte;
- Zeitpunkt der ersten gynäkologischen Untersuchung;
- Beantwortung spezieller Fragen;
- bei Komplikationen Angebot einer Nachbesprechung im Intervall.

4.2 Komplikationen im Wochenbett

4.2.1 Fieber im Wochenbett

4.2.1.1 Definition

Temperatur ≥ 38,0 °C an zwei Tagen während der ersten zehn Tage post partum unter Ausschluss der ersten beiden postpartalen Tage.

- 37 °C subfebril (Cave: Milcheinschuss am dritten/vierten Wochenbettstag);
  - immer abklärungsbedürftig, wenn wiederholt gemessen > 38,0 °C (Anamnese, Klinik, Labor, Ultraschall, Blutkultur);
  - Vorgehen nach Befund.

4.2.1.2 Häufigste Ursachen (in absteigender Reihenfolge):

- Mastitis puerperalis, Harnwegsinfektion, Infektion der Geburtsverletzungen;
- Endomyometritis, tiefe Beinvenenthrombose, Infektionsherd im inneren Genitale;
- Selten: bakterieller Atemwegsinfekt/Pneumonie, Appendizitis, septische Ovarialvenenthrombose, bakterielle Endokarditis, Cholezystitis/Cholangitis.

Differenzialdiagnostisch kommen folgende Krankheitsbilder in Betracht (Tabelle 4.1).

4.2.1.3 Klinische Untersuchung:

- Gynäkologisch-geburtshilfliche Untersuchung:
  - Uterus(kanten)schmerz
  - Beurteilung Fundusstand
  - Kontraktion des Uterus
  - Beurteilung der Adnexregion
  - Beurteilung der Lochien (Farbe, Geruch)
  - Beurteilung der Wundgebiete (Sectionarbe, Dammriss / Episiotomie)
- Abdominale Untersuchung:
  - Appendizitiszeichen
  - Abwehrspannung
  - akutes Abdomen
  - Nierenpalpation
- Auskultation

Tab. 4.1: Ursachen für Fieber im Wochenbett.

Innere Genitale	Lochialstau Endometritis Ovarialvenenthrombose Tuboovarialabszess Paravaginales Hämatom Puerperalsepsis/Toxic Shock Syndrome
Mammae	Milcheinschuss/Milchstau Mastitis puerperalis
Wundbereich	Dammriss/Episiotomie/Sectionarbe
Harntrakt	Zystitis Harnwegsinfekt Pyelonephritis
Extremitäten	Thrombophlebitis Tiefe Beinvenenthrombose
Gastrointestinal	Gastroenteritis Hepatitis Appendizitis
Thorax	Bronchitis Pneumonie
Zentrales Nervensystem	Meningitis
HNO-Bereich	Sinusitis Otitis media

- Untersuchung der Mammae
- Abdominalultraschall (freie Flüssigkeit?, Hämatom?, Harnstau?)
- gegebenenfalls CT/MRT

4.2.2 Mastitis puerpuralis

Eine Mastitis puerperalis kommt bei etwa 2–5 % aller Wöchnerinnen vor. Meist tritt die Mastitis erst zwei bis drei Wochen nach Entbindung auf.

Ursächlich ist in > 90 % der Fälle *Staphylococcus aureus*. Man unterscheidet zwei Formen: zum einen die interstitielle Mastitis, bei der es zu einer phlegmonösen Entzündung kommt, die zu einem Abszess führen kann. Eintrittspforte sind Rhagaden und Fissuren in der Brustwarze; zur anderen Form, der parenchymatösen Mastitis, die sich intrakanalikulär aszendierend in den Milchgängen ausbreitet, kommt es vor allem bei Milchstau.

4.2.2.1 Symptomatik
- klinisch schmerzhafte Brust;
- später auch vergesellschaftet mit einer Rötung sowie
- Fieber am Ende der ersten Woche post partum.

4.2.2.2 Diagnostik
- manuelle Untersuchung und Palpation;
- Ultraschalluntersuchung zur Beurteilung einer Abszedierung;

4.2.2.3 Therapie
- Mastitis ist per se kein Abstillgrund.
- Brust durch ausstreichen und/oder abpumpen entleeren (u. U. sehr schmerzhaft).
- Bei Temperatur > 38,5–39 °C Milch abpumpen und vorsichtshalber verwerfen, Fieber senken, dann wieder stillen, zwischenzeitlich zufüttern.
- Konservative Maßnahmen (Quarkwickel, Kühlakkus, Homöopathie, Akupunktur...) ausschöpfen.
- Bei klinisch erheblich beeinträchtigter Patientin sollte eine stationäre Aufnahme (mit ihrem Kind) und intravenöser Infusionstherapie erfolgen.
- Bei Temperaturen > 38,5 °C und klinischen Zeichen einer Mastitis: Beginn einer antibiotischen Therapie mit Flucloxacillin (Staphylex®) dreimal 1–2 g täglich (Mittel der ersten Wahl) bzw. Cephalosporine I./II. Generation.
- Entzündung bekämpfen:
  - sanfte Kälte lokal (Quark, Kühlakku) zwischen den Stillmahlzeiten;
  - Milchfluss fördern: Brust wärmen unmittelbar vor dem Anlegen;
  - Brust entleeren, ausstreichen gegebenenfalls abpumpen;
  - Akupunktur, Syntocinon-Spray zum Stillen (Im Re-Import erhältlich auf Rezept!).
- Allgemeinsymptome lindern
  - auf ausreichende Flüssigkeitszufuhr achten, gegebenenfalls Infusion;
  - keine körperliche Belastung;
  - Antipyretika.
- Eventuell Milchmenge einschränken:
  - Salbeitee;
  - Brust hochbinden, straffer BH;
  - Trinkmenge reduzieren;
  - gegebenenfalls medikamentöse Milchmengenreduktion (Lisurid (Dopergin®) vorsichtig dosiert).

4.2.3 Harnwegsinfekt und Pyelonephritis

Symptomatische Harnwegsinfekte treten in ca. 1,5 % der Fälle nach vaginaler Geburt und 2,8 % nach Kaiserschnitt auf. Katheterisieren der Harnblase ist der größte Risikofaktor.

4.2.3.1 Symptomatik

- Fieber
- Dysurie
- suprapubische Schmerzen
- im Falle einer Pyelonephritis Flankenschmerzen

4.2.3.2 Diagnostik

Eine differenzialdiagnostische Abgrenzung zu postpartalen Schmerzen (Nachwehen) und zu Endomyometritiden kann klinisch schwierig sein:

- Urinuntersuchung (Einmalkatheterisierung)
- gegebenenfalls Nierensonografie

4.2.3.3 Therapie

- ausreichende Hydratation;
- unverzügliche Antibiotikatherapie (z. B. Amoxicillin/ Clavulansäure, Sulfamethoxazol/Trimethoprim) zur Verhinderung der Keimaszension zur Pyelonephritis mit der Gefahr der Urosepsis (Therapiedauer drei bis fünf Tage ist bei einfachen Harnwegsinfekten in der Regel ausreichend).

4.2.4 Rückbildungsstörungen

4.2.4.1 Grundsätze der Rückbildung

- Fundusstand unmittelbar postpartal ein bis zwei Querfingerbreit unter dem Nabel, am ersten Wochenbetttag am Nabel;
- Rückzug ca. ein Querfinger/Wochenbetttag;
- typische Gründe für physiologisch verzögerte Rückbildung: Zustand nach Sectio, Gemini, Multipara, Uterus myomatosus, fetale Makrosomie, Zustand nach Polyhydramnion, Wöchnerin abgestillt.

4.2.4.2 Abklärungsschritte bei Verdacht auf eine verzögerte Rückbildung (Fundus identisch über ≥ 48 h):

- Anamnese: Symptomatik für Lochialstau? Rückbildung „physiologisch“ verzögert?

- Kontrolle der Dokumentation der Geburt: Risikofaktoren für Plazentalösungsstörungen? Auffälligkeiten der Plazentarperiode/des Ultraschalls post partum?
- gegebenenfalls Kontrolle des Fundusstands nach Miktion, Ausschluss einer Miktionsstörung;
- gegebenenfalls transabdominale Cavumsonografie;
- komplementäre Maßnahmen einleiten (Akupunktur, Homöopathie).

4.2.5 Endomyometritis

Die Endometritis ist die häufigste genitale Ursache postpartaler Infektionen. Ein frühzeitiges Handeln und Erkennen sowie eine zeitnah initiierte Therapie sind zur Vermeidung von schweren Komplikationen (Puerperalsepsis) essenziell.

Die postpartale Endometritis ist meist eine Mischinfektion verschiedener Keime (aerob und anaerob) aus dem Genitaltrakt.

Die Häufigkeit liegt nach einer vaginalen Geburt zwischen 1–3 %. Liegt zusätzlich ein vorzeitiger Blasensprung vor und sind intrapartal Zeichen einer Infektion vorhanden, steigt die Frequenz auf 30–35 %. Bei einem primären Kaiserschnitt liegt die Inzidenz einer Endomyometritis bei 5–15 %, bei einem sekundären Kaiserschnitt mit vorausgegangenem prolongiertem Geburtsverlauf steigt die Inzidenz auf 30–35 %, wobei eine prophylaktische Antibiotikagabe die Inzidenz auf 15–20 % reduzieren kann.

4.2.5.1 Symptomatik

- reduziertes Allgemeinbefinden bei zunächst subfebriler Temperatur;
- dann Anstieg der Temperatur > 38 °C (d. h., auch bei subfebrilen Temperaturen sollte an eine Endomyometritis gedacht werden);
- Subinvolutio uteri mit „Uteruskantenschmerz";
- verminderter, gegebenenfalls übel riechender Lochialfluss.

Mögliche Komplikationen (neben einer Puerperalsepsis): Ovarialvenenthrombose oder septische Thrombophlebitis.

4.2.5.2 Diagnostik

- klinische Untersuchung
- Labor (Blutbild, CRP, Gerinnungsstatus, evtl. Blutkultur)
- Zervixabstrich

4.2.5.3 Therapie

- Uterotonika;
- Antibiotika (schon bei Verdacht auf Endomyometritis):

  - primär: Ampicillin und Clavulansäure, Penicillin und Aminoglykosid; Umsetzung gegebenenfalls nach Resistenzbestimmung;
  - falls binnen 48 h kein Erfolg oder Aggravation: Anaerobier (Clindamycin oder Metronidazol), zus. Aminoglykosid (Gentamicin) bzw. nach Antibiogramm;
- großzügige Infusionstherapie;
- prophylaktische Heparinisierung (low dose);
- bei Plazentaresiduen Kürettage.

4.2.6 Puerpuralsepsis

4.2.6.1 Definition

Systemisch-inflammatorische Reaktion definiert durch eindeutige Infektionszeichen und das Vorhandensein von mehr als zwei der folgenden Symptome:

- Temperatur > 38,5 °C oder < 36 °C;
- Herzfrequenz > 100 SpM;
- Atemfrequenz ≥ 20/min oder $PaCO_2$ < 32 mmHg;
- Leukozyten > 12 bzw. < 4 Gpt/l oder > 10 % unreife Formen.

Bei einer schweren Sepsis kommt es zusätzlich zu Organfunktionsstörungen, Hypoperfusion oder Hypotonie, Oligurie (< 0,5 ml/kg/h) für mehr als 2 h trotz adäquater Flüssigkeitszufuhr). Unbehandelt oder auch trotz adäquater Volumensubstitution kann sich foudroyant ein lebensbedrohlicher septischer Schock entwickeln.

4.2.6.2 Diagnostik

- Infektionsabklärung (Leukozyten, CRP, Procalcitonin);

Cave: Initial Leukozytose (> 12 Gpt/l), dann Leukozytopenie (< 4 Gpt/l), bei Sepsis Thrombozytopenie (< 100 Gpt/l).

- Blutkulturen;
- bakteriologische Abstriche (Zervix/Cavum uteri);
- Koagulopathie (Prothrombinzeit > 1,5) bzw. disseminierte intravasale Gerinnung (DIG).

Zur Einschätzung des klinischen Schweregrades empfehlen sich Scores, z. B. der Sepsis in Obstetrics Score (SOS) oder der Modified Early Obstetric Warning Score (MEOWS), beide Scoringsysteme sind speziell auf die Geburtshilfe abgestimmt und sind sehr sensitiv. Bei einem Score von ≥ 6 (SOS) bzw. ≥ 5 (MEOWS) sollte eine Verlegung auf die Intensivstation erfolgen.

4.2.6.3 Therapie

Bei bestätigtem Sepsisverdacht ist die interdisziplinäre Betreuung (in der Regel auf der Intensivstation) erforderlich!

Therapieprinzipien:
- hochdosierte Antibiotikatherapie als Zweifach- oder Dreifachkombination indiziert (NB! Zuvor Blutkultur und Abstrich aus Zervix und Cavum uteri veranlassen!);
- Sicherung der Vitalfunktion (Gegebenenfalls Herz-Kreislauf-Unterstützung, eventuell Intubation und Beatmung);
- Dauermonitoring (EKG, Blutdruck, Atmung, Ausscheidung, Bilanzierung etc.);
- extensive Volumengabe;
- Substitution von Gerinnungsfaktoren;
- Gegebenenfalls chirurgische Sanierung (großflächig Wund-Debridement/Nekrosenabtragung, Hysterektomie als ultima ratio).

4.2.7 Blasenentleerungsstörungen

4.2.7.1 Normalbefunde:
- Spontanmiktion 2 h post partum noch im Kreißsaal nach vaginaler Entbindung vor Verlegung auf die Wochenstation;
- Spontanmiktion bis 2 h nach Entfernung des Katheters nach Sectio.

4.2.7.2 Verzögerte Blasenentleerung
- Bei frustraner Spontanmiktion 2 h post partum Einmalkather im Kreißsaal vor Verlegung auf die Wochenstation legen.
- Restharnmengen nach Miktion von bis zu 200 ml gelten im Wochenbett als normal.
- Bei frustraner Spontanmiktion 2 h nach Verlegung auf die Wochenstation oder 2 h nach Entfernung des Blasenkatheters nach Sectio: Einleitung konservativer Maßnahmen (Akupunktur, Homöopathie, Wasser laufen lassen, Flüssigkeitszufuhr).
- Bei Blasenvolumen von > 500 ml gegebenenfalls einen Dauerkatheter für 48 h einlegen.
- Bei Entlassung von Patientinnen mit postpartaler Blasenentleerungsstörung Nachkontrolle durch den Frauenarzt veranlassen.

4.2.8 Anämie im Wochenbett

4.2.8.1 Indikation

Klinische Hinweise auf Anämie, Unterschreiten von Grenzwerten im roten Blutbild.

Ab Hb < 6,3 mmol/l Ferro sanol® zweimal eine Tablette;
Ab Hb < 5,5 mmol/l mit Klinik: Flüssigkeitszufuhr und 500 mg Ferinject®, Hb-Kontrolle vor Entlassung;
Ab Hb < 5.0 mmol/l mit Klinik: Transfusion anbieten, 500 mg Ferinjekt®, Infusion;
Ab Hb < 4,5 mmol/l Transfusion anraten;
Ab Hb < 4 mmol/l Transfusion anraten, bei Ablehnung Unterschrift der Patientin.

4.3 Schwangerschaftsinduzierte Hypertonie, Präeklampsie und postpartales HELLP-Syndrom im Wochenbett

4.3.1 Grundsätze

- *Laufende Therapie aus der Schwangerschaft fortsetzen und gegebenenfalls anpassen.*
- *Blutdrucküberwachung mit Tagesprotokoll durchführen.*
- Ein HELLP-Syndrom oder eine Eklampsie kann auch ohne Hypertonie neu auftreten.
- Eine neu aufgetretene Hypertonie im Wochenbett ist nur behandlungsbedürftig bei:
  - asymptomatischen Patientinnen bei Blutdruckwerten von diastolisch wiederholt > *105 mmHg* und
  - symptomatischen Patientinnen (Kopfschmerzen, Augenflimmern).
- Antihypertensiva sind KEIN Stillhindernis! (Ausnahme: Sartane).
- Bei Entlassung mit Medikation, weiteres Blutdruckmonitoring veranlassen (z. B. Rezept zum Ausleihen eines Messgerätes zur Selbstmessung) und weitere Betreuung veranlassen.

4.3.2 Diagnostik

- Laborkontrollen (Präeklampsie-/HELLP-Labor) zunächst weiter sechsstündlich, bei abfallenden Laborparametern Intervall ausdehnen.
- Ein- und Ausfuhrkontrolle durchführen.
- Auf Prodromalsymtome (Hyperreflexie, Augenflimmern, Oberbauchschmerzen) für Eklampsie/HELLP-Syndrom achten.

4.3.3 Therapie

Auswahl und Dosis der Medikation wie in der Schwangerschaft (Abschnitt 2.6 „Präeklampsie"), zusätzlich sind in der Stillzeit auch ACE-Hemmer möglich.

Im Abschlussgespräch sollte das ab jetzt bestehende erhöhte kardiovaskuläre Risiko mit der Notwendigkeit einer internistischen/nephrologischen ambulanten Betreuung sowie eine entsprechende Anpassung der Lebensweise angesprochen werden.

4.4 Betreuung der Wöchnerin mit Diabetes

4.4.1 Wöchnerinnen mit Gestationsdiabetes (diätisch und/oder insulinpflichtig)

- Keine Insulintherapie post partum veranlassen.
- Blutglukosekontrolle: am zweiten Tag nach der Geburt Tagesprofil unter Vollkost und normaler körperlicher Belastung:

  - nüchtern (vor 8.00 Uhr morgens);
  - 1 h nach dem Frühstück;
  - vor dem Mittagessen;
  - 1 h nach dem Mittagessen;
  - vor dem Abendbrot;
  - 1 h nach dem Abendbrot;
  - 22.00 Uhr.

- Wenn kapilläre Werte ≥ 6,1 mmol/l nüchtern und/oder ≥ 11,1 mmol/l postprandial vorliegen, sollte sich unmittelbar eine diabetologische Weiterbetreuung anschließen.
- Wenn kapilläre Werte nüchtern ≥ 5,0 mmol/l oder postprandial ≥ 8 mmol/l vorliegen, wird zunächst das Tagesprofil am nächsten Tag wiederholt.
- Bei wiederholt erhöhten Werten Information an den Arzt: Der Patientin muss die Durchführung eines oGTT innerhalb von vier Wochen post partum empfohlen werden.
- Bei Werten im Normbereich soll die Patientin vor Entlassung in der diabetologischen Tagesklinik oder bei ihrem niedergelassenen Frauenarzt einen Termin zum postpartalen oGTT nach acht bis zwölf Wochen vereinbaren.
- Im Rahmen des Entlassungsgespräches wird sie über die notwendigen Nachkontrollen informiert und ihr der *Begleitbrief an die Patientin nach GDM* ausgehändigt.

4.4.2 Nachsorge bei Diabetes mellitus Typ I

Um eine Katabolie und Ketoazidose zu vermeiden, *MUSS die Insulingabe* (Basisinsulin) *auch bei niedrigen Blutglukosewerten niedrig dosiert* fortgesetzt werden. Wichtig ist also die Sicherstellung der ständigen Zufuhr von Insulin!

- Dabei kann eine kontinuierliche Gabe von intravenös Glukose notwendig sein, wenn die Patientin nicht essen kann (500 ml Glukose 5 % mit 50 ml/h).
- Nach der Entbindung fällt der Insulinbedarf bei Diabetikerinnen rapide ab, sodass eine *sofortige* Reduzierung der Insulindosis erforderlich ist.
- Als Richtwert für die Insulindosis postpartal gilt in der Regel, 30–50 % der Menge Insulin, die vor der Schwangerschaft gegeben wurde. Liegen diese Angaben nicht vor, kann mit 30 % der zuletzt in der Schwangerschaft gegebenen Menge begonnen werden.
- Bei allen anderen diabetisches Konsil unmittelbar postpartal anfordern und Insulinbedarf auf 30 % der Menge vor der Schwangerschaft reduzieren.
- BZ-Kontrollen zweistündlich bis die Werte stabil sind, BZ-Korrektur nach Schema (siehe Abschnitt 3.11)

Die Kontrolle der BZ-Werte (Erkennen von Hyper- und Hypoglykämien) erfolgt einmal pro Schicht durch das Pflegepersonal und zweimal täglich durch das ärztliche Personal und ist durch Handzeichen zu dokumentieren. Bei Auffälligkeiten ist das Team des Kompetenzzentrums zu informieren.

Bis zur Stabilisierung des BZ gilt deshalb:
- Die Insulinzufuhr muss in kürzeren Zeitintervallen adaptiert werden.
- BZ-Kontrollen alle *4–6 h* (auch nachts)!
- *Tägliche Messungen veranlassen:* 7:00/11:00/14:00/18:00/22:00/3:00 Uhr.
- Insulintherapie immer in Kombination mit kohlenhydrathaltigen Mahlzeiten oder einer kontinuierlichen Glukoseinfusion durchführen (nach Sectio).

Nahrungsaufnahme + BZ > 4 mmol/l: zusätzlich kurzwirksames Insulin zum Essen verabreichen; Beginn mit 0,5–1 IE (morgens 1–2 IE/KE).

Zum Stillen immer 2 KE ohne Insulin.
- Nach der Geburt grundsätzlich *diabetologisches Konsilium* anfordern!

Stillen ist bei Diabetikerinnen ausdrücklich zu empfehlen, da die niedrigen Östrogenspiegel während der Stillzeit einen günstigen Effekt auf den Glukosestoffwechsel haben.

Cave: Zum Stillen benötigt die Typ-I-Diabetikerin 2 KE ohne Insulin.

Nach Sectio: Die Typ-I-Diabetikerin braucht zu jedem Zeitpunkt eine Insulinzufuhr. Unmittelbar postoperativ erfolgt die Weiterführung der Therapie wie subpartal. Mit Kostaufbau und Mobilisation wird auf Pumpe oder ICT umgestellt wie zuvor festgelegt. *Ketonbestimmung im Urin, initial und dann einmal täglich!*

Wenn die Befunde positiv sind, dann besteht ein absoluter Insulinmangel.

Cave: Ketoazidose!

5 Versorgung der Neugeborenen

5.1 Postnatale Erstversorgung und Überwachung des Neugeborenen

Erste wichtige Maßnahmen, durchzuführen bei jedem Neugeborenen (Abbildung 5.1):

- Abnabeln: Das vaginal geborene reife Neugeborene sollte nach 1–1,5 min abgenabelt werden, ohne dass die Nabelschnur zusätzlich ausgestrichen wird. Alternativ kann das Auspulsieren der Nabelschur abgewartet werden. Spätes Abnabeln erhöht die Erythrozytenmenge und die Eisenspeicher des Neugeborenen.
- Gegebenenfalls Atemwege freimachen (Sekretentfernung erst aus dem Mund-Rachen-Raum, dann aus der Nase) und Stimulation; ausreichende Spontanatmung zeigt sich in der Regel durch kräftiges Schreien und regelmäßige adäquate Atemzüge.
- Bei zentraler Zyanose bei einem spontan atmenden Neugeborenen: Vorlage 100 % O_2 unter pulsoximetrischer Überwachung.
- Kein generelles Absaugen: Ein vitales, spontan atmendes Neugeborenes ohne Verlegung der Atemwege soll nicht abgesaugt werden. Selbst bei grünem Fruchtwasser bietet Absaugen nach Durchtritt des Kopfes, aber vor dem ersten Schrei, keine Vorteile.
- Wärmen und Trocknen; die Körpertemperatur von nicht asphyktischen Neugeborenen soll zwischen 36,5 und 37,5 °C gehalten werden.
- Erhebung des APGAR-Scores (1, 5 und 10 min) (Tabelle 5.1): In der ersten Lebensminute muss vor allem anhand von Herzfrequenz und Spontanatmung die Entscheidung getroffen werden, Reanimationsmaßnahmen durchzuführen und gegebenenfalls Hilfe anzufordern.
- Säuren-Basen-Status (pH-Wert): Innerhalb von 5–10 min soll Blut zumindest aus einer Nabelarterie (und möglichst auch einer Nabelvene) pH, pCO_2 und base excess (BE) entnommen werden. Das Blutgasanalysegerät im Kreißsaal soll auf den hohen Hb-F-Anteil eingestellt sein.

Nach der Geburt erfolgt die weitere Versorgung und erstmalige Untersuchung des Neugeborenen (U1) in der Regel durch den Geburtshelfer oder die Hebamme. Bei der U1 sind Geburtsverletzungen und Fehlbildungen durch Inspektion und klinische Untersuchung auszuschließen. Eine diagnostische Sondierung der Nasenwege und des Magens ist bei Neugeborenen zum Ausschluss einer Ösophagusatresie oder einer Choanalatresie nur notwendig, wenn klinische Hinweise (etwa ein Polyhydramnion, ein vermehrter Speichelfluss oder eine Atemstörung) bestehen. Zeigt das Neugeborene bei der Erstuntersuchung keine zufriedenstellende Adaptation, ist zur weiteren Untersuchung ein neonatologisch erfahrener Kinderarzt hinzuzuziehen.

DOI 10.1515/9783110488845-005

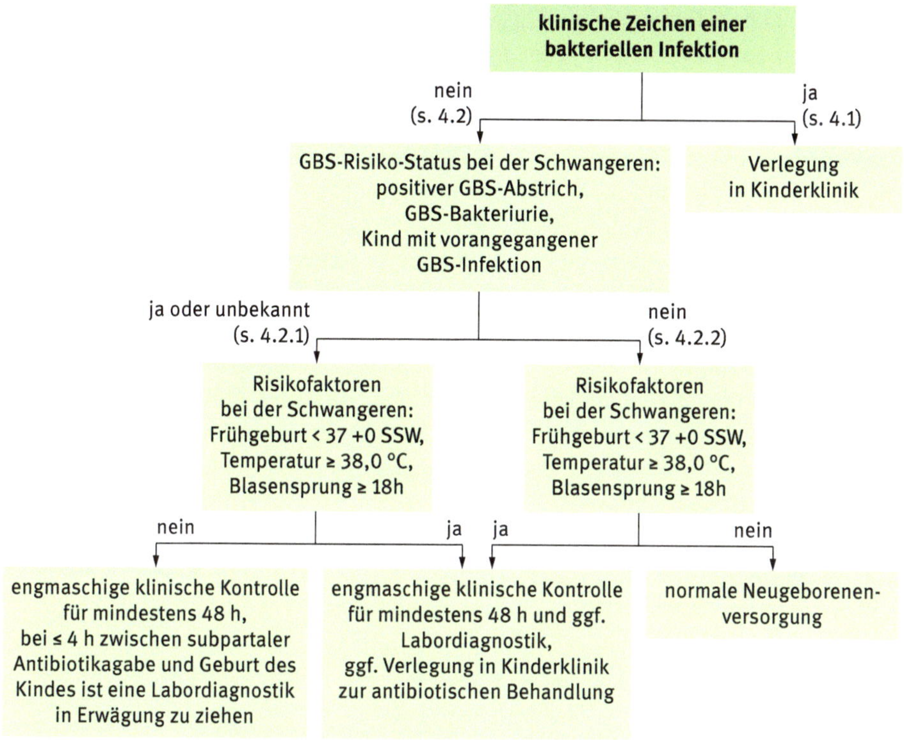

Abb. 5.1: Schematische Darstellung des empfohlenen Vorgehens beim Neugeborenen.

Tab. 5.1: Bestimmung des APGAR-Scores (Evaluation 1, 5 und 10 min post partum).

Parameter	0	1	2
Atmung	Fehlt	Unregelmäßig	Regelmäßig
Puls	Asystolie	< 100 bpm	> 100 bpm
Grundtonus	Schlaff	Beugehaltung	Bewegung
Aussehen	Weiß, blau	Stamm rosig, Extremitäten blau	Komplett rosig
Reflexe	Keine	Grimassieren	Aktive Gegenwehr

Interpretation: 10–7 Punkte: (sehr) gut; 6–4 Punkte: (mittel-)schwere Störung; < 4 Punkte: schwerste Störung.

5.2 Neugeborenenscreening und -vorsorgeuntersuchungen

In den ersten Lebenstagen sind Vorsorgeuntersuchungen beim Neugeborenen in der Verantwortung der geburtshilflichen Einrichtung durchzuführen. Diese können in Kooperation mit einem Kinderarzt an diesen delegiert werden, wobei jedoch die rechtliche Verantwortung bei dem Geburtshelfer verbleibt. Sie sind als Krankheitsfrüherkennungsuntersuchungen konzipiert und dadurch können viele Krankheitszeichen und

Auffälligkeiten in der kindlichen Entwicklung frühzeitig festgestellt und früh behandelt werden. In Deutschland wurde das Neugeborenenscreening im Juli 2005 flächendeckend eingeführt.

Geregelt sind die Grundzüge des Screeningverfahrens in der vom Gemeinsamen Bundesausschuss (GBA) gemäß § 26 SGB V beschlossenen Kinder-Richtlinie über die Früherkennung von Krankheiten bei Kindern bis zur Vollendung des 6. Lebensjahres (https://www.g-ba.de/downloads/62-492-1333/RL_Kinder_2016-11-24_iK-2017-01-28.pdf). Darüber hinaus unterliegt dieses Screening den Regelungen des am 01.02.2010 in Kraft getretenen Gendiagnostikgesetzes (GenDG). Darin verbindlich vorgeschriebene Untersuchungen sind:
- U1 nach Geburt;
- U2 am dritten bis zehnten Lebenstag (nicht vor 48 h post natum!);
- erweitertes Neugeborenenstoffwechselscreening zur Früherkennung auf angeborene Stoffwechseldefekte und endokrine Störungen;
- Mukoviszidosescreening;
- Hörscreening;
- Pulsoxymetriescreening;
- Sonografiescreening auf eine Hüftgelenksdysplasie.

5.2.1 U1

Die U1 soll unmittelbar innerhalb der ersten 30 min nach der Geburt des Kindes durchgeführt werden. Als Geburtszeitpunkt gilt hier die Geburt des Kindes selbst und nicht erst das Ende des Geburtsvorganges mit der Geburt der Plazenta. Falls bei der Geburt keine Ärztin oder kein Arzt anwesend ist aber eine Hebamme oder ein Entbindungspfleger, soll die Hebamme oder der Entbindungspfleger die Untersuchung durchführen. Ziele der U1 sind:
- Erkennen von lebensbedrohlichen Komplikationen;
- Erkennen von Geburtstraumata;
- Erkennen von sofort behandlungsbedürftigen Erkrankungen und Fehlbildungen;
- Erfassung von prä-, peri- und postnatalen Risikofaktoren;
- Entscheidung über die weitere Versorgung des Neugeborenen.

Die Untersuchungsinhalte umfassen die Anamnese und die eingehende körperliche Untersuchung mit folgenden Inhalten:
- reguläre Kreislauf-/Atemfunktion: APGAR-Wert 5'/10' (Abschnitt 5.1)
- Körpermaße, Gewicht und Körperlänge
- Reifezeichen
- Fehlbildungen
- Traumata
- Gelbsucht
- Ödeme

Es sollen Information zur Vitamin-K-Prophylaxe gegeben und diese, wenn nicht durch die Mutter abgelehnt, durchgeführt werden.

5.2.2 U2

Die U2 soll am dritten bis zehnten Lebenstag, nicht jedoch vor 48 h nach Geburt, durch einen Kinderarzt durchgeführt werden. Die Untersuchung umfasst die Anamnese, die eingehende körperliche Untersuchung sowie die entwicklungsorientierte ärztliche Aufklärung und Beratung. Ziele der Untersuchung sind:

- Erkennen von angeborenen Erkrankungen und Fehlbildungen;
- Erkennen und Vermeidung früher lebensbedrohlicher Komplikationen;
- Prüfung der Durchführung des Screenings auf kritische angeborene Herzfehler mittels Pulsoxymetrie, erweiterten Neugeborenenscreenings, Neugeborenenhörscreenings und Screenings auf Mukoviszidose;
- Erkennen eines pathologischen Ikterus;
- Aufmerksamkeit für Eltern-Kind-Interaktion.

5.2.3 Erweitertes Neugeborenenscreening

Das erweiterte Neugeborenenscreening dient der Früherkennung von angeborenen Stoffwechseldefekten und endokrinen Störungen bei Neugeborenen, die die körperliche und geistige Entwicklung der Kinder in nicht geringfügigem Maße gefährden. Durch das Screening soll eine unverzügliche Therapieeinleitung im Krankheitsfall ermöglicht werden.

5.2.3.1 Verantwortlichkeiten

Für die Durchführung des Screenings ist verantwortlich, wer die Geburt des Kindes verantwortlich geleitet hat und hat das Labor mit der Analyse der zugesandten Proben zu beauftragen. Wurde die Geburt durch eine Hebamme oder einen Entbindungspfleger verantwortlich geleitet, so soll sie/er in gegenseitigem Einvernehmen eine verantwortliche Ärztin/einen verantwortlichen Arzt benennen. Ist eine Benennung ausnahmsweise nicht möglich, hat die Hebamme/der Entbindungspfleger das Screening in eigener Verantwortung durchzuführen, wenn die Rückfragemöglichkeit an eine Ärztin/einen Arzt gewährleistet ist.

5.2.3.2 Aufklärung

Die Eltern des Neugeborenen sind vor der Durchführung des Screenings eingehend und mit Unterstützung eines Informationsblatts durch den verantwortlichen Arzt aufzuklären. Wird die Geburt durch eine Hebamme oder einen Entbindungspfleger geleitet, kann die Aufklärung durch diese erfolgen, wenn die Rückfragemöglichkeit an einen Arzt gewährleistet ist. Die Inhalte der Aufklärung sind vor der Untersuchung zu dokumentieren.

Die *Einwilligung* umfasst den Umfang der genetischen Untersuchung und den Umfang der mit der Filterpapierkarte weiterzugebenden personenbezogenen Daten und ist mit der Unterschrift zumindest eines Elternteiles zu dokumentieren. Als Nachweis der vorliegenden Einwilligung gegenüber dem durchführenden Labor gilt auch das Ankreuzen des entsprechenden Feldes auf der Filterpapierkarte. Die Eltern erklären mit ihrer Einwilligung zum Screening, dass personenbezogene Daten an die Labore übermittelt werden. Die Einwilligung kann verweigert werden und jederzeit schriftlich oder mündlich mit Wirkung für die Zukunft gegenüber der aufklärenden Person widerrufen werden. Die Ablehnung des Screenings oder der Tod des Neugeborenen vor einer möglichen ersten Blutentnahme nach § 20 sind auf leeren Filterpapierkarten zu dokumentieren und an das Screeninglabor zu senden.

5.2.3.3 Abnahmezeitpunkt

Der optimale Entnahmezeitpunkt ist das Alter von 48–72 Lebensstunden. Die Blutprobe soll nicht vor vollendeten 36 und nicht nach 72 Lebensstunden entnommen werden. Ein früherer Untersuchungszeitpunkt als 36 Lebensstunden erhöht das Risiko von falsch-negativen und falsch-positiven Befunden. In diesem Zeitfenster versäumte Probenentnahmen müssen unverzüglich nachgeholt werden. Bei Entlassung oder Verlegung vor vollendeten 36 Lebensstunden soll eine erste Probe entnommen werden. Bei Entlassung vor 36 Lebensstunden müssen die Eltern daher über die Notwendigkeit einer termingerechten zweiten Laboruntersuchung informiert werden.

5.2.3.4 Abnahmetechnik

Wie auf der Screeningkartenrückseite beschrieben, soll das durch laterale Fersenpunktion gewonnene Kapillarblut frei auf die Markierungen des Probenteils der Screeningkarte getropft werden. Es müssen alle markierten Kreise durch einmaliges Betropfen von einer Seite vollständig ausgefüllt werden, wobei auch die Rückseite vollständig durchtränkt sein muss. Auch Venenblut kann aufgetropft werden. Dabei dürfen keine Zusätze (z. B. EDTA- oder heparinbeschichtete Kapillaren) verwendet und keine Verunreinigungen wie Desinfektions- oder Pflegemittel auf die Screeningkarte gelangen. Nach der Blutentnahme muss die Probe ohne Verwendung von Wärmequellen getrocknet werden.

5.2.3.5 Befundübermittlung

Unauffällige Befunde werden dem Einsender schriftlich mitgeteilt. Die Eltern werden ohne Vorliegen eines auffälligen Befundes nur auf ihre ausdrückliche Nachfrage vom

Einsender informiert. Bei auffälligem Befund ist der Einsender unverzüglich zu unterrichten und auf die Notwendigkeit einer schnellen, fachkompetenten Abklärung und Weiterbetreuung ausdrücklich und mit Bezug auf die befundete Zielkrankheit hinzuweisen. Es muss schnellstmöglich Kontakt zu den Eltern aufgenommen und ihnen Kontaktmöglichkeiten (insbesondere Telefonnummern) zu den nächsterreichbaren Zentren mit Stoffwechselspezialisten oder Endokrinologen mit 24-stündiger Erreichbarkeit mitgeteilt werden. Datum und Uhrzeit der Befundübermittlung, der Informationsempfänger und das vereinbarte Vorgehen sind zu dokumentieren.

5.2.4 Mukoviszidosescreening

Das zum 01.09.2016 neu eingeführte Screening dient der Früherkennung der Mukoviszidose, damit eine unverzügliche Therapieeinleitung im Krankheitsfall möglich ist. Das Screening auf Mukoviszidose erfolgt im Regelfall zum selben Zeitpunkt und aus derselben Blutprobe wie das erweiterte Neugeborenenscreening, kann aber bis zur vierten Lebenswoche bei der U2 oder U3 nachgeholt werden.

Das Screening auf Mukoviszidose unterliegt den Regelungen des GenDG. Die Aufklärung und Untersuchung kann deshalb nur von einer Ärztin oder einem Arzt mit entsprechender Qualifikation, nicht jedoch von Hebammen oder nicht qualifizierten Ärzten vorgenommen werden. Die Einwilligung oder Ablehnung des Screenings hat gegenüber der Person zu erfolgen, die die Aufklärung durchgeführt hat und ist mit der Unterschrift zumindest eines Elternteils zu dokumentieren.

Das Screening auf Mukoviszidose wird dreistufig als serielle Kombination von zwei biochemischen Tests auf immunreaktives Trypsin (IRT) und pankreatitisassoziiertes Protein (PAP) und einer DNA-Mutationsanalyse durchgeführt. Das Screening auf Mukoviszidose gilt als positiv, wenn die IRT ≥ 99,9. Perzentile oder mindestens eine Mutation des Cystic Fibrosis Transmembran Conductance Regulator Gens (CFTR-Gens) vorliegt. In allen anderen Konstellationen gilt das Screening als negativ.

Die Durchführung und Befundübermittlung erfolgt analog zum Stoffwechselscreening.

5.2.5 Früherkennung von Hörstörungen bei Neugeborenen

5.2.5.1 Ziel

Das Neugeborenenhörscreening dient primär der Erkennung beidseitiger Hörstörungen ab einem Hörverlust von 35 dB. Solche Hörstörungen sollen bis zum Ende des dritten Lebensmonats diagnostiziert und eine entsprechende Therapie bis Ende des sechsten Lebensmonats eingeleitet sein.

5.2.5.2 Aufklärung und Einwilligung

Die Eltern sind anhand des Merkblattes des GBA über Vor- und Nachteile aufzuklären und entscheiden über die Teilnahme. Ihre Ablehnung ist mit der Unterschrift zumindest eines Elternteils zu dokumentieren.

5.2.5.3 Durchführung

Das Neugeborenenhörscreening umfasst die Messung otoakustischer Emissionen (transitorisch evozierte otoakustische Emissionen, TEOAE) und/oder die Hirnstammaudiometrie (AABR) und soll für jedes Ohr einzeln bis zum dritten Lebenstag durchgeführt werden. Die Messgeräte von TEOAE und AABR müssen von der Entbindungsklinik vorgehalten werden und den für diese Untersuchungen einschlägigen technischen Anforderungen genügen. Bei Geburt im Krankenhaus erfolgt die Untersuchung vor Entlassung. Bei Geburt außerhalb des Krankenhauses oder nicht erfolgter Untersuchung liegt die Verantwortung bei der betreuenden Hebamme, die eine Untersuchung spätestens im Rahmen der U2 bei einem HNO- oder Kinderarzt zu veranlassen hat.

Bei auffälligem Testergebnis der Erstuntersuchung mittels TEOAE oder AABR soll spätestens bis zur U2 eine Kontroll-AABR durchgeführt werden. Bei erneut auffälligem Befund soll eine umfassende pädaudiologische Konfirmationsdiagnostik bis zur zwölften Lebenswoche erfolgen.

5.2.5.4 Dokumentation

Im gelben Kinderuntersuchungsheft werden Durchführung und Ergebnisse (differenziert nach einseitig/beidseitig) sowie gegebenenfalls die Durchführung einer Konfirmationsdiagnostik dokumentiert.

5.2.6 Screening auf kritische angeborene Herzfehler mittels Pulsoxymetrie bei Neugeborenen

Das Pulsoxymetriescreening dient der Früherkennung von pränatal nicht erkannten kritischen angeborenen Herzfehlern bei Neugeborenen und soll eine unverzügliche Therapieeinleitung ermöglicht werden.

5.2.6.1 Verantwortlichkeit

Die Verantwortung für das Screenings liegt beim Arzt der geburtsmedizinischen Einrichtung oder bei Geburt außerhalb des Krankenhauses bei der Hebamme, die die Geburt verantwortlich geleitet hat.

5.2.6.2 Aufklärung und Einwilligung

Vor Durchführung sind die Eltern ein Informationsblatt auszuhändigen und damit über Vor- und Nachteile der Untersuchung aufzuklären. Die Zustimmung oder Ablehnung der Teilnahme ist mit der Unterschrift zumindest eines Elternteils zu dokumentieren.

5.2.6.3 Durchführung

Das Pulsoxymetriescreening soll nach der 24. bis zur 48. Lebensstunde durchgeführt werden. Bei ambulanter Geburt kann das Screening frühestens nach der vierten Lebensstunde und bis spätestens zur U2 erfolgen.

5.2.6.4 Bewertung

Die Messung wird am Fuß vorgenommen. Der Messwert ist auffällig bei einer Sauerstoffsättigung < 90 % und kontrollbedürftig bei Werten zwischen 90 % und 96 % (Kontrolle innerhalb 2 h). Bei positiven Screeningbefund muss das Kind unverzüglich einem Kinderarzt, möglichst mit der Schwerpunktbezeichnung Kinderkardiologie oder Neonatologie, vorgestellt werden.

5.2.6.5 Dokumentation

Im gelben Kinderuntersuchungsheft werden Durchführung und Ergebnisse dokumentiert.

5.2.7 Sonografische Untersuchung der Säuglingshüfte zur Früherkennung der Hüftgelenksdysplasie und -luxation

5.2.7.1 Ziel

Das Sonografiescreening der Säuglingshüfte dient der Früherkennung von Hüftreifungsstörungen sowie angeborenen Deformitäten der Hüfte des Säuglings. Die kongenitale Hüftdysplasie ist eine der häufigsten angeborenen Anomalien der Bewegungsorgane und kann durch eine frühe Sonografie erfasst werden. Die kongenitale Hüftluxation ist die schwerste Ausprägung der angeborenen Hüftgelenksdysplasie und kann durch eine Früherkennung und Therapie verhindert werden.

5.2.7.2 Voraussetzung

Die durchführenden Ärzte müssen die in der Ultraschall-Vereinbarung gemäß § 135 Absatz 2 SGB V in der jeweils geltenden Fassung festgelegten Qualifikationsvoraussetzungen zur Durchführung von Untersuchungen in der Ultraschalldiagnostik erfüllen.

5.2.7.3 Zeitpunkt

Die Hüftsonografie kann so früh wie möglich, spätestens jedoch bei der U3 nach vier bis fünf Wochen durchgeführt werden, damit im Falle einer klinisch noch unauffälligen Dysplasie eine eventuell notwendige Therapie noch vor der sechsten Lebenswoche begonnen werden kann. Die Hüftsonografie soll als statische und gegebenenfalls dynamische Untersuchung entsprechend dem derzeit von den Fachgesellschaften empfohlenen Verfahren (Verfahren nach Graf) durchgeführt werden.

5.2.7.4 Durchführung

Die Bilddokumentation soll als Darstellung in der Standardebene nach Graf erfolgen (Unterrand des Os ilium, mittlerer Pfannendachbereich, Labrum acetabulare). Die Winkelbefunde (α- und β-Winkel) sind auf der Grundlage der Auswertung jeweils eines Bildes pro Gelenkseite zu ermitteln. Ergeben sich aus der jeweiligen Anamnese, dem klinischen oder sonografischen Befund Konsequenzen für das weitere diagnostische und/oder therapeutische Vorgehen, sollen dabei die aktuellen Empfehlungen der zuständigen Fachgesellschaften beachtet werden.

5.2.7.5 Dokumentation

Die Dokumentation der erhobenen anamnestischen, klinischen und sonografischen Befunde erfolgt auf einem gesonderten Erhebungsbogen, der Bestandteil des Untersuchungshefts für Kinder ist.

5.3 Prophylaxe der Neugeborenensepsis (frühe Form) durch Streptokokken der Gruppe B

Die Vorgehensweise beim Nachweis von B-Streptokokken im Vaginalabstrich der Mutter ist in der S2k-Leitlinie 024-020 „Prophylaxe der Neugeborenensepsis – frühe Form – durch Streptokokken der Gruppe B“ beschrieben (http://www.awmf.org/uploads/tx_szleitlinien/024-020l_S2k_Prophylaxe_Neugeborenensepsis_Streptokokken_2016-04.pdf).

5.3.1 Epidemiologie

B-Streptokokken (*Streptococcus agalactiae*, GBS) sind nach wie vor eine der häufigsten Ursachen für schwere Infektionen des Neugeborenen. Dabei wird zwischen einer frühen Form (Early-Onset, innerhalb von sieben Tagen nach der Geburt) und einer späten Form (Late-Onset, acht Tage bis drei Monate nach der Geburt) unterschieden. Eine Besiedlung wird bei ca. 16 % den in der Regel symptomlosen Schwangeren im Bereich der Vagina und/oder des Anus nachgewiesen.

Die Inzidenz der Neugeborenensepsis durch GBS liegt bei 0,47 Fällen pro 1000 Geburten, wobei eine aufgrund einer großen Dunkelziffer die tatsächliche Inzidenz auf zwei bis fünf Fällen pro 1000 Geburten geschätzt wird.

5.3.2 Risikofaktoren für Early-Onset-Neugeborenensepsis

- Nachweis von B-Streptokokken im Ano-Genital-Bereich der Schwangeren zum Zeitpunkt der Geburt;
- Bakteriurie mit B-Streptokokken während der Schwangerschaft als Zeichen einer hohen Keimdichte im Ano-Genitalbereich;
- Blasensprung ≥ 18 h vor Geburt;
- Fieber der Mutter unter der Geburt ≥ 38,0 °C;
- Frühgeburt < 37+0 SSW;
- vorausgegangene Geburt eines an B-Streptokokken erkrankten Kindes.

Subpartale Antibiotikaprophylaxe zur Vermeidung der Early-Onset-Neugeborenensepsis bei Vorliegen der oben genannten Risikofaktoren:
- Mittel der Wahl: Penicillin G intravenös einmalig 5 Mio. IE, anschließend 2,5 Mio. IE alle 4 h.
- Alternativen:
- Ampicillin 2 g intravenös einmalig, anschließend 1 g alle 4 h;
- Cefazolin 2 g intravenös einmalig, anschließend 1 g alle 8 h;
- Clindamycin 900 mg intravenös alle 8 h (nach Resistenztestung)

jeweils bis zur Geburt.

5.4 Vitamin K-Prophylaxe beim Neugeborenen

Die Durchführung der Vitamin K-Prophylaxe wird in der S2k-Leitlinie 024-022 „Prophylaxe von Vitamin K-Mangel-Blutungen (VKMB) bei Neugeborenen“ beschrieben (http://www.awmf.org/uploads/tx_szleitlinien/024-022l_S2k_Prophlaxe_Vitamin_K_Mangel_Neugeborene_2016-04.pdf).

5.4.1 Ziel

Gesunde Neugeborene und Säuglinge können durch physiologisch geringe Spiegel an Vitamin K-abhängigen Gerinnungsfaktoren schwere Blutungen und insbesondere Gehirnblutungen entwickeln. Die Vitamin K-Prophylaxe hat zum Ziel, diese Vitamin K-Mangelblutungen zu verhindern.

5.4.2 Aufklärung und Dokumentation

- Die Aufklärung und die Einverständniserklärung der Eltern sind erforderlich.
- Die Aufklärung der Eltern ist auch bei nicht erteilter Einwilligung zweckmäßig, da immer wieder Spätblutungen beschrieben werden (juristische Absicherung).
- Die Vitamin K-Prophylaxe und deren Applikation (oral oder parenteral) wird im gelben Kinder-Untersuchungsheft dokumentiert.

5.4.3 Durchführung

- Die Einzelheiten der Prophylaxe sind in der Klinik in einer Dienstanweisung zu bestimmen.
- Jeweils 2 mg Vitamin K per os unmittelbar postnatal sowie bei U2 und U3 werden verabreicht.
- Alternativ erfolgt eine Verabreichung von 1 mg Vitamin K intramuskulär unmittelbar postnatal.

5.5 Neugeborenenreanimation

Neugeborene benötigen selten eine vollständige Reanimation, aber mitunter stabilisierende Maßnahmen in der Anpassungsphase durch unterstützende Maßnahmen. Werden diese nicht durchgeführt, können als Folge letztlich doch Reanimationsmaßnahmen erforderlich werden.

- Die Entscheidung zur kardiopulmonalen Reanimation (CPR) muss binnen 30 s anhand von Atmung, Herzfrequenz und Hautkolorit getroffen werden.
- Bei jeder Geburt sollte immer jemand anwesend sein, der die CPR beginnen kann. Eine weitere Person muss sofort erreichbar sein, um eine vollständige/erweiterte CPR durchführen zu können.

Info an Neonatologie/Anästhesie!

5.5.1 Durchführung der kardiopulmonalen Reanimation

- Die APGAR-Uhr betätigen (Zeit kontrollieren).
- Die Sättigung anlegen; Ziel: O_2-Sättigung 95 % (nach 10 min postnatal).
- Kurz und effektiv absaugen (Vagusreiz): den Absaugkatheter benutzen, Mund vor Nase/Rachen/Magen (Cave: Abstand von Naseneingang bis zum Magen beim Neugeborenen: 15 cm).

- Maskenbeatmung: die Maskengröße beachten, die Maske sanft auf Mund und Nase setzen.
  Nicht zu sehr drücken, sonst wird das Kinn nach hinten geschoben und die Luftwege werden verlegt (Abbildung 5.2)

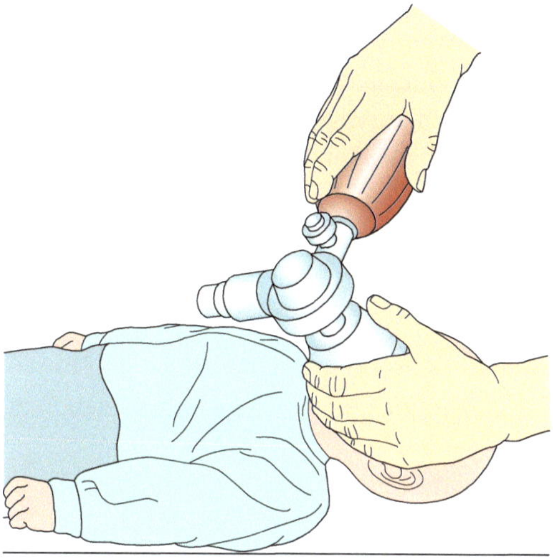

Abb. 5.2: Beatmung mit Maske und Beutel (aus Dudenhausen: Practical Obstetrics. De Gruyter, Berlin, 2014).

- *Beatmung mit Ambubeutel* (selten notwendig): Ein positiver Effekt zeigt sich, wenn sich die kindliche Herzfrequenz normalisiert, das Neugeborene rosig wird und sich die Eigenatmung stabilisiert.
- Falls kein Effekt einsetzt (*weitere Maßnahmen möglichst durch Neonatologie/Anästhesie durchführen lassen*):
  - Rachentubus (durch Nase in Rachen, Tabelle 5.2);
  - wenn weiter keine Stabilisierung: Intubation.

Cave:
- seitengleiches Beatmungsgeräusch
- gute Thoraxexkursionen
- CPAP-Atemhilfe

Tab. 5.2: Tubusgrößen für Neugeborene.

Geburtsgewicht	Innendurchmesser	Länge Naseneingang
500 g	2,0 mm	7,0 cm
1000 g	2,5 mm	8,0 cm
1500 g	2,5 mm	9,0 cm
2000 g	3,0 mm	10,0 cm
3500 g	3,5 mm	11,0 cm

5.5.2 Mekoniumsaspiration

- in ca. 10–15 % der Fälle;
- Gefahr der schweren Pneumonitis/Mekoniumaspirationssyndrom:
  vitale Bedrohung: keine oder insuffiziente Atmung, Herzfrequenz < 100 bpm, schlechter Muskeltonus;
- Maßnahmen:
  - Entfernung des Mekoniums aus Mundhöhle und Trachea durch Absaugen des Hypopharynx unter direkter Sicht durch Laryngoskop, dann endotracheale Intubation und direktes Absaugen durch den Tubus, beachte: keine Stimulation vor dem Absaugen.

5.5.3 Störungen der Atmung

- bei verzögertem „rosig werden": Vorhalten von 100 % O_2;
- bei unzureichender Spontanatmung: Beatmung mittels Maske und Beutel, Beatmungsfrequenz 40–60/min;
- bei insuffizienter Spontanatmung oder Bradykardie < 60 bpm: Beatmung nach endotrachealer Intubation:
  - gerader Spatel Größe „0" bei Frühgeborenen und Größe „1" bei Reifgeborenen;
  - Tubustiefe: Gewicht in kg Körpergewicht + 6 cm an Lippe.

5.5.4 Thoraxkompression

Bei suffizienter Beatmung und persistierender Bradykardie < 60 bpm: Thoraxkompression (Abbildung 5.3) und Beatmung; synchronisiert im Verhältnis 1 : 3; 120 Aktionen/min.

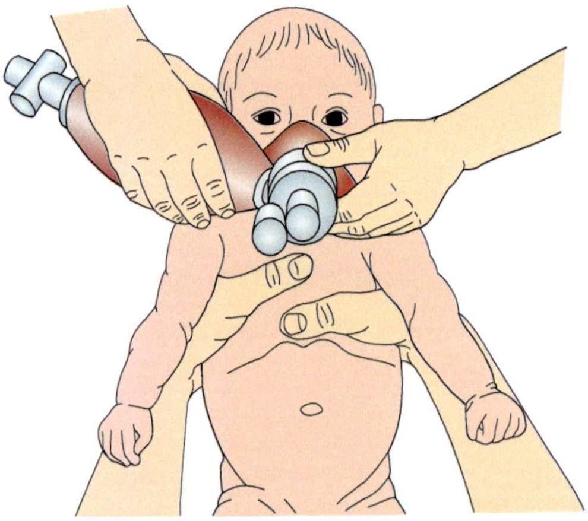

Abb. 5.3: Thoraxkompression beim Neugeborenen (aus Dudenhausen: Practical Obstetrics. De Gruyter, Berlin, 2014).

5.5.5 Notfallmedikamente

- Adrenalin 10–30 µg/kg intravenös oder endotracheal;
- Volumen mittels Kristalloide bzw. EKs 10 ml/kg Körpergewicht in 10 min intravenös;
- Gegebenenfalls Natriumbicarbonat 1–2 mmol/kg Körpergewicht über 10 min intravenös (endotracheale Gabe ist kontraindiziert!);
- Gegebenenfalls Naloxon 0,1 mg/kg Körpergewicht intravenös bei Verdacht auf Opiatintoxikation/-überhang.

5.5.6 Notfallzugänge zum Gefäßsystem

- Nabelvene: Ein relativ einfach und schnell zu sondierendes Gefäß, wichtiger intravenöser Zugang bei der Reanimation des Neugeborenen. Cave: Die Katheterisierung der Nabelvene kann für Ungeübte schwierig sein.
- Es erfolgt eine endotracheale Applikation bei intubierten Kindern (eine schnell verfügbare Möglichkeit).
- Alternative falls kein intravenöser Zugang etablierbar ist: eine intraossäre Nadel legen.

Überwachung:
- EKG-Monitor
- Pulsoximetrie

Kardiale Reanimation bei Asystolie, therapierefraktäre Bradykardie < 60/min (Abbildung 5.4)
- Adrenalin 1 : 10.000 intratracheal
  (Suprarenin 1 : 1000 0,1 ml + 0,9 ml physiologische NaCl-Lösung)
  erste Dosis 0,1 ml/kg, Folgedosis steigern bis 1 ml/kg;
- Zusätzlich Herzmassage!
  Beatmung/Herzmassage: 1 : 3;
- Überwachung des EKG-Monitors.

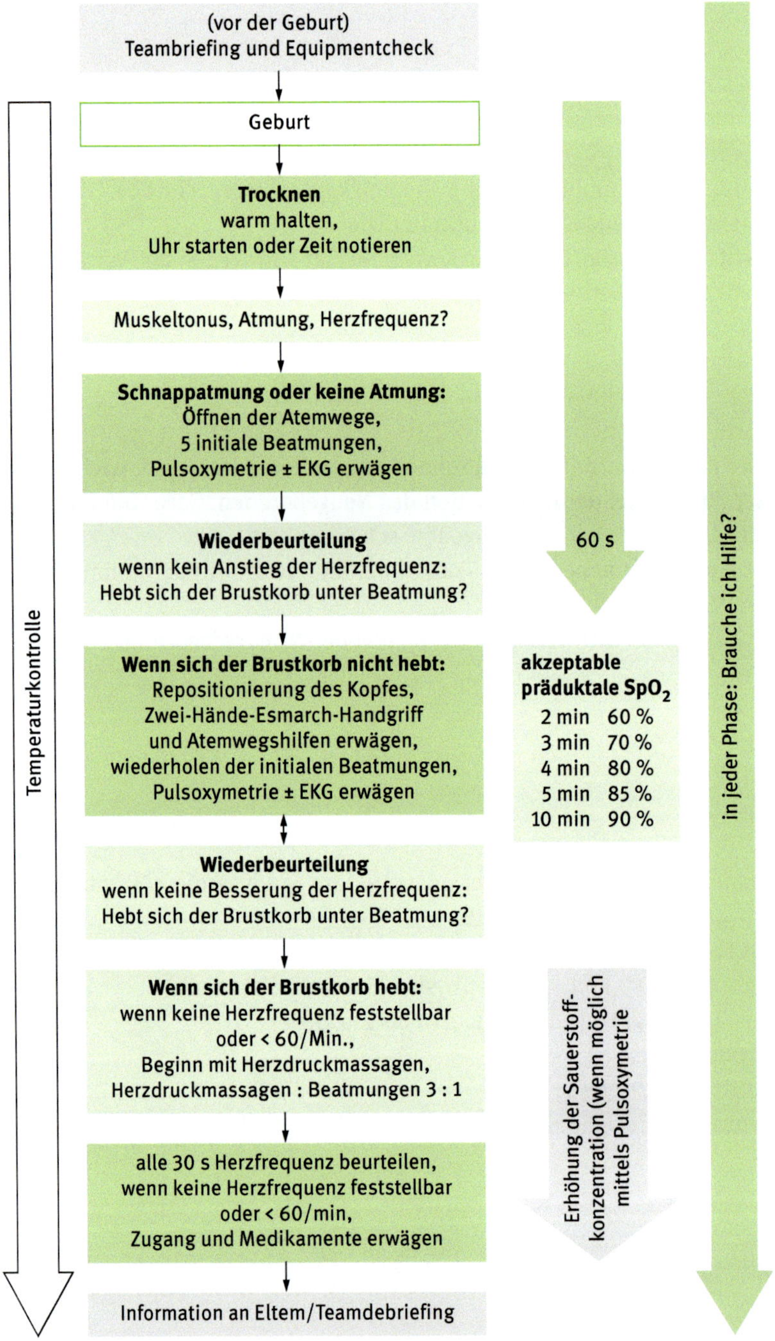

Abb. 5.4: Schematische Darstellung des empfohlenen Vorgehens bei der Reanimation von Neugeborenen.